Dorian Lecamp

Suivi médical d'un cycliste amateur sur le Tour de France 2007

Dorian Lecamp

Suivi médical d'un cycliste amateur sur le Tour de France 2007

L'Autre Tour

Presses Académiques Francophones

Impressum / Mentions légales

Bibliografische Information der Deutschen Nationalbibliothek: Die Deutsche Nationalbibliothek verzeichnet diese Publikation in der Deutschen Nationalbibliografie; detaillierte bibliografische Daten sind im Internet über http://dnb.d-nb.de abrufbar.
Alle in diesem Buch genannten Marken und Produktnamen unterliegen warenzeichen-, marken- oder patentrechtlichem Schutz bzw. sind Warenzeichen oder eingetragene Warenzeichen der jeweiligen Inhaber. Die Wiedergabe von Marken, Produktnamen, Gebrauchsnamen, Handelsnamen, Warenbezeichnungen u.s.w. in diesem Werk berechtigt auch ohne besondere Kennzeichnung nicht zu der Annahme, dass solche Namen im Sinne der Warenzeichen- und Markenschutzgesetzgebung als frei zu betrachten wären und daher von jedermann benutzt werden dürften.

Information bibliographique publiée par la Deutsche Nationalbibliothek: La Deutsche Nationalbibliothek inscrit cette publication à la Deutsche Nationalbibliografie; des données bibliographiques détaillées sont disponibles sur internet à l'adresse http://dnb.d-nb.de.
Toutes marques et noms de produits mentionnés dans ce livre demeurent sous la protection des marques, des marques déposées et des brevets, et sont des marques ou des marques déposées de leurs détenteurs respectifs. L'utilisation des marques, noms de produits, noms communs, noms commerciaux, descriptions de produits, etc, même sans qu'ils soient mentionnés de façon particulière dans ce livre ne signifie en aucune façon que ces noms peuvent être utilisés sans restriction à l'égard de la législation pour la protection des marques et des marques déposées et pourraient donc être utilisés par quiconque.

Coverbild / Photo de couverture: www.ingimage.com

Verlag / Editeur:
Presses Académiques Francophones
ist ein Imprint der / est une marque déposée de
OmniScriptum GmbH & Co. KG
Heinrich-Böcking-Str. 6-8, 66121 Saarbrücken, Deutschland / Allemagne
Email: info@presses-academiques.com

Herstellung: siehe letzte Seite /
Impression: voir la dernière page
ISBN: 978-3-8416-2733-9

SOMMAIRE

LISTE DES ABRÉVIATIONS

AFLD	Agence Française de Lutte contre le Dopage
bpm	Battements Par Minute
C.L.M.	Contre-La-Montre
DEXA	Dual Energy X-ray Absorpiometry (Version anglo-saxonne pour absorptiométrie biphotonique aux rayons X)
EVN	Echelle Verbale Numérique
FC	Fréquence Cardiaque
FFC	Fédération Française de Cyclisme
Hb et [Hb]	Hémoglobine et Concentration en Hémoglobine
Htc	Hématocrite
MG	Masse Grasse
MM	Masse Maigre
PMA	Puissance Maximale Aérobie
PSA	Pression Sanguine Artérielle
SFMS	Société Française de Médecine du Sport
SV1 et SV2	Seuil Ventilatoire 1 et 2
TDF	Tour de France

PROLOGUE

NAISSANCE D'UN PROJET

Le Tour de France est la course cycliste la plus populaire et la plus prestigieuse mais elle est aussi considérée comme l'une des épreuves cycliste les plus dures au monde. Franchement inhumaines pour certains ou une incitation pure et simple au dopage pour d'autres, les épreuves du Tour de France (TDF) suscitent réactions et polémiques.

Aujourd'hui le dopage dans le milieu cycliste semble malheureusement être devenu une véritable institution, et bon nombre de passionnés du cyclisme ne semblent plus y croire: tricherie, mensonge, éthique sportive bafouée, réseaux illégaux et trafics de stupéfiants.

Il y a toujours eu une longue histoire de fraude dans les sports de compétition, et le TDF n'allait certainement pas échapper au dopage depuis sa création en 1903. Le dopage restait longtemps ignoré et fut mis à jour par un événement dramatique en 1967 et le décès de Tom Simpson lors de l'ascension du Mont Ventoux. L'association d'amphétamine (le Tonédron), d'alcool, la déshydratation et la chaleur l'aurait tué. Tom Simpson fut le premier mort officiellement attribué au dopage. Plus récemment le TDF 2006 ("Tour de Chaos"[1]) pourrait être caractérisé de « course d'élimination », puisque 9 coureurs avaient été exclus du départ car suspectés d'être impliqués dans une affaire internationale de dopage : « l'affaire des poches de sang du docteur Fuentes ». Un Tour qui avait également connu un porteur du maillot jaune à Paris, Floyd Landis, contrôlé positif à la testostérone et finalement déchu de la plus haute marche. Malheureusement une suite d'événements gâchera aussi la fête du TDF 2007 qui se voulait « propre ». Tout d'abord, il y a eu l'Allemand Patrik Sinkewitz, contrôlé « non négatif » en juin 2007 mais ayant pris le départ du Tour 2007 ; puis Alexandre Vinokourov fut testé deux fois positif en trois jours pour des transfusions autologues, Iban Mayo suspect d'avoir utilisé de l'érythropoïétine (EPO), l'Italien Cristian Moreni contrôlé « non négatif » à la Testotérone, et finalement, Michael Rasmussen pourtant porteur du maillot jaune quatre étapes avant la fin du Tour, exclus de son équipe « pour faute » (n'ayant pas fournit son emploi du temps, il n'a pu subir des contrôles inopinés) et suspecté récemment d'avoir pris de la Dynepo (nouvelle génération d'EPO).

Ainsi de nombreuses questions qui interpellent tous les amoureux du vélo, les spectateurs du Tour et l'opinion publique, semblent évidentes : peut-on réaliser le Tour de France sans conduites dopantes? Le dopage est-il inévitable ? Comment l'organisme d'une personne "normale" réagit-il à ces trois semaines d'efforts particulièrement intenses sans recevoir la moindre aide pharmacologique ? Les coureurs du tour de France restent-ils des êtres humains, ou ont-ils tous recourt obligatoirement au dopage pour accomplir une telle épreuve ? Car hélas pour l'immense majorité du public, la quasi-totalité des cyclistes professionnels sont des « dopés » et les contrôles ne sont pas assez nombreux pour tous les démasquer même s'il existe une véritable volonté des organisateurs du Tour de lutter au maximum contre ce fléau.

Aujourd'hui, lorsqu'un coureur gagne une étape du Tour de France ou une compétition cycliste, doutez-vous de l'honnêteté de cette victoire?

Sondage Ifop pour Le journal du Dimanche - le 22/7/2007

OUI 78% NON 21%

(NSP : 1%)

Guillaume Prébois, 35 ans, est un passionné de cyclisme et de sport ; il est journaliste sportif et consultant en Italie pour des médias français, belges et suisses. Il pratique le cyclisme depuis l'âge de 17 ans et il avait toujours eu de l'admiration pour les coureurs du Tour de France. Malheureusement la multiplication des affaires de dopage qui salissaient l'image du vélo finissait par créer chez lui aussi de vives désillusions.

Par amour du cyclisme et du cyclisme propre, par curiosité professionnelle aussi, et pour tenter de répondre aux questions que tout le monde se pose, il décida de relever un défi sportif de taille : s'élancer la veille du départ des professionnels depuis Londres pour couvrir la totalité du parcours du Tour de France 2007, accompagné et aidé uniquement d'un deuxième cycliste, Fiabio Biasiolo, cycliste amateur italien, qui avait décidé de s'engager à ses côtés dans cette aventure.

Son projet dénommé « L'Autre Tour » visait un double objectif : journalistique et médical. Ces deux sportifs amateurs qui ont un long passé de cycliste derrière eux se sont particulièrement préparés les neuf mois précédents le début du Tour 2007. Ils se caractérisent tous les deux comme des « personnes tout à fait normales » et comme des milliers de cyclistes amateurs passionnés ils s'entraînent de manière très régulière. Leur méthode de préparation était simple : beaucoup d'entraînement, de la musculation, une alimentation équilibrée, des règles hygiéno-diététiques strictes et de la récupération bien conduite. Le but de ce défi était de prouver que l'on peut réaliser le parcours du Tour de France 2007 à un rythme soutenu sans l'aide de produits dopants.

Cet « Autre Tour » se devait d'être « transparent comme l'eau claire ».

Guillaume voulait répondre empiriquement à ces questions : comment le corps d'un individu normal réagit-il à la fatigue et au stress de sept heures de route quotidiennes durant vingt jours, sur un parcours aussi exigeant que celui du Tour ? Quelqu'un de « normal » peut-il l'accomplir ?

Sachant que sur cette planète, on doit recenser environ 1 500 cyclistes professionnels, Guillaume pensait que les résultats de son expérience sur « l'Autre Tour » seraient dignes d'intérêts pour les centaines de milliers de cyclistes amateurs qui existent de par le monde.

Pour cet « Autre Tour », il était littéralement prêt à servir de « cobaye » à tous contrôles médicaux et scientifiques, et c'est dans ce but qu'il avait initialement contacté l'Agence Française de Lutte contre le Dopage (AFLD) qui s'était avérée très intéressée par ce projet. Pour appuyer la clarté de ce projet, l'AFLD était prête à lui faire subir plusieurs contrôles antidopage inopinés durant ces 3 semaines. Parallèlement le Professeur Michel Rieu, conseiller scientifique de l'AFLD, avait contacté le Professeur Daniel Rivière, vice président de la Société Française de Médecine du Sport et chef du service de médecine du sport au CHU Larrey à Toulouse, pour trouver un médecin qui assurerait le suivi quotidien de Guillaume Prébois sur ces 3 semaines de Tour de France. Etant passionné par le sport et la médecine du sport, j'ai contacté deux mois avant le départ du Tour le Professeur Rivière pour avoir de plus amples informations sur ce projet. J'ai eu l'opportunité unique de pouvoir participer à cette aventure cycliste de trois semaines, laquelle aboutirait à la rédaction de ma thèse de médecine générale.

L'objectif de Guillaume Prébois de réaliser l'intégralité du Tour de France à un rythme soutenu était une chose, encore fallait-il savoir quelles en seraient les conséquences pour un individu sportif non professionnel et dans quel état global terminerait t-il le Tour? Cette épreuve aurait-elle des effets délétères sur son organisme ?
Il était intéressant de savoir si un cycliste amateur pouvait terminer le parcours du Tour de France sans se doper, mais surtout de savoir s'il était possible de le terminer dans de bonnes conditions physiques.

Le meilleur moyen était donc de réaliser un suivi médical avant son départ, pendant les trois semaines que dure le Tour de France, et après son arrivée.
Pour ôter toute suspicion de dopage il fallait également que Guillaume subisse des contrôles antidopage inopinés comme les cyclistes professionnels.

Cette étude avaient donc pour but de répondre à la question suivante :

Peut-on réaliser le Tour de France à un rythme soutenu, sans conséquence néfaste pour l'organisme, et en respectant le règlement antidopage?

Ce travail visait un double objectif :

- Réaliser une étude d'observation sur les conséquences de trois semaines d'effort sur le parcours du Tour de France 2007 chez un cycliste amateur bien entraîné, Guillaume Prébois.
- Evaluer les modalités pratiques du suivi médico-sportif d'un cycliste sur une épreuve de trois semaines telle que le Tour de France. La faisabilité de ce suivi médical nous permettrait de mieux appréhender la médecine du sport de terrain et ses applications futures sur un cycliste professionnel.

INTRODUCTION

L'approche de la médecine du sport de haut niveau introduit les notions de sélection, de perfectionnement et de surveillance. Le suivi d'un sportif de haut niveau est par nécessité multiple : clinique, anthropométrique, physiologique, biologique, hormonal et psychologique. L'objectif de notre étude d'observation était donc de réaliser un suivi médico-sportif global d'un cycliste sur une épreuve de trois semaines.

Le suivi médico-sportif global réalisé chez le sujet étudié consistait à suivre, mesurer et collecter de multiples données concernant :

- La clinique,
- Les paramètres anthropométriques,
- Les paramètres physiologiques à l'effort,
- Les paramètres biologiques et hormonaux,
- Les prises alimentaires,
- Les paramètres psycho-comportementaux.

Il n'existe pas d'étude abordant le suivi médico-sportif global d'un cycliste tel que nous l'avons réalisé sur ce travail. Comme nous le verrons dans le chapitre *discussion*, les études existantes ne concernent le plus souvent qu'une partie du suivi global que nous avons réalisé sur le terrain. En effet la plupart sont concentrées sur un domaine précis de la médecine du sport, comme par exemple le suivi nutritionnel des cyclistes, le suivi de certains paramètres physiologiques ou le suivi biologique par exemple.
Le travail qui a été réalisé est donc unique car il n'y a pas étude dans la littérature médico-scientifique sur un suivi médico-sportif aussi exhaustif que celui que nous avons réalisé.

Ce travail de thèse sera agencé comme suit :

- Un chapitre *méthodologie* : présentation de « L'Autre Tour », du sujet étudié, du suivi médical et du matériel utilisé.
- Un chapitre *résultats* : concernant les conséquences cliniques, l'évolution des paramètres anthropométriques, les conséquences physiologiques, les paramètres biologiques et hormonaux, les résultats du suivi nutritionnel et enfin les paramètres psycho-comportementaux.
- Un chapitre sera consacré au *déroulement quotidien du suivi médico-sportif* et sa *faisabilité sur le terrain*.
- Un chapitre *discussion* : interprétation des résultats, comparaison par rapport aux études existantes, puis ce chapitre se terminera par une synthèse et nous répondrons à la question du travail de thèse.
- Une *conclusion* qui débouchera sur un constat optimiste.

PREMIÈRE ÉTAPE

SUJET,
MATÉRIELS
ET MÉTHODES

I. LE SUJET:

Le sujet de cette étude est un homme volontaire de 35 ans, cycliste amateur bien entraîné, en bonne santé, sans antécédent médical notable, objectivée par un examen clinique complet et un électrocardiogramme réalisé six jours avant le début de l'épreuve.

Ce cycliste amateur, d'un niveau régional, pratique ce sport depuis l'âge de 17 ans.

Il s'est particulièrement préparé durant les neuf mois précédant le début de l'étude. Il est très bien entraîné et réalise environ 25 000 kilomètres par an à vélo, soit 100 heures d'entraînement par mois environ. Le mois précédent le début du Tour il a effectué 120 heures d'entraînement.

Il a également subi une préparation musculaire, à raison de 4 séances de musculation par semaine pendant 3 mois : de novembre 2006 à fin janvier 2007.

Durant la préparation il a respecté des règles hygiéno-diététiques très strictes : sommeil régulier, sieste quotidienne, aucun excès alimentaire (sucreries, produits gras), aucune prise d'alcool, pas de tabagisme.

> ### *Caractéristiques du sujet avant le départ* :

Age : 35 ans
Taille : 186,4 cm
Poids de départ: 71, 8 kg et Indice de Masse Corporelle: 20, 7 kg/m².
Pression sanguine artérielle aux deux bras : 130/80 mm Hg.
Fréquence cardiaque de repos : 53 bpm.
Masse grasse (par absorptiométrie biphotonique aux rayons X) : 11% du poids du corps.
Explorations fonctionnelles respiratoires : résultats au dessus des normes théoriques.
Test d'aptitude à l'exercice : VO2 max = 4,8 l/min (soit 68 ml/min/kg),
Puissance maximale aérobie (PMA) = 420 Watts.

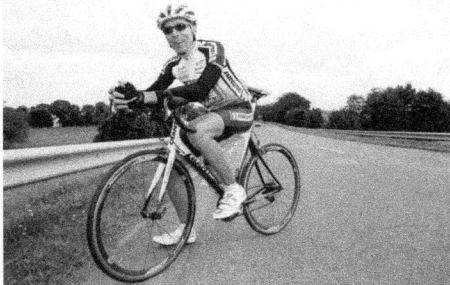

Guillaume Prébois, détendu avant le départ d'une étape.

CARACTÉRISTIQUES DU TOUR DE FRANCE 2007 ET DE « L'AUTRE TOUR »

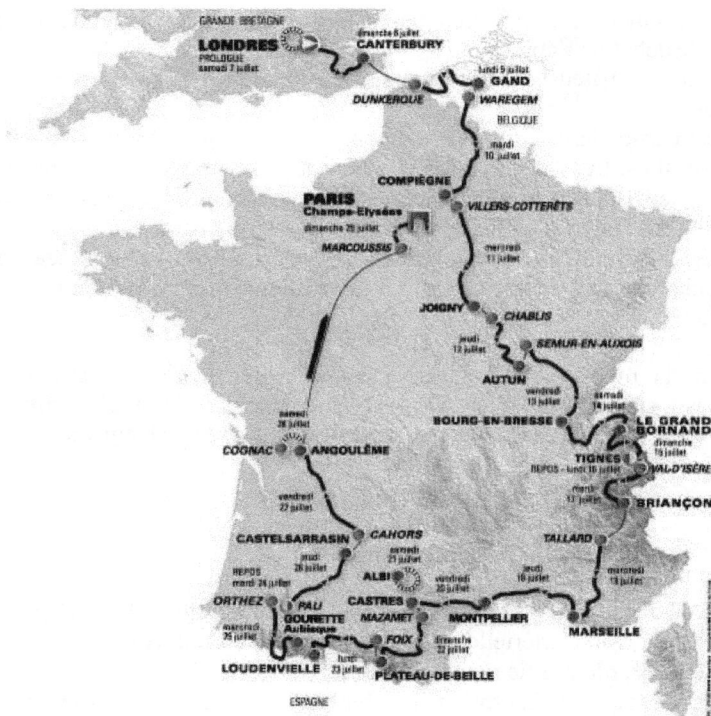

Le Tour de France 2007 s'est déroulé au mois de juillet 2007. Il partait de Londres le 7 juillet et arrivait à Paris le 29 juillet 2007. Le Tour se déroulait sur 21 jours, comprenait 20 étapes, et couvrait 3570 km. Les étapes étaient classées en quatre catégories par les organisateurs du Tour : étape de plaine, de haute montagne, étape accidentée (ou semi-montagne) et contre-la-montre individuel.

Les 20 étapes du Tour de France 2007 se décomposaient ainsi (cf. tableau page suivante):

- 11 étapes de plaine,
- 6 étapes de haute montagne,
- 1 étape accidentée (ou de semi montagne),
- 2 étapes de contre-la-montre individuel.

14

Tableau récapitulatif des 20 étapes avec leur distance et leur dénivelé:
(En rouge : haute montagne, en orange : semi-montagne, en vert : CLM)

ÉTAPES	DISTANCE (en Km)	DÉNIVELÉ (mètres)
ETAPE 1: LONDRES - CANTERBURY	203	1651
ETAPE 2: DUNKERQUE - GAND	168,5	398
ETAPE 3: WAREGEM - COMPIEGNE	236,5	1611
ETAPE 4: VILLERS-COTTERET - JOIGNY	193	1703
ETAPE 5: CHABLIS - AUTUN	182,5	2561
ETAPE 6: SEMUR EN AUXOIS - BOURG EN BRESSE	199,5	1528
ETAPE 7: BOURG EN BRESSE - LE GRAND BORNAND	197,5	2862
ETAPE 8: LE GRAND BORNAND - TIGNES	165	4151
REPOS 1		
ETAPE 9: VAL D'ISERE - BRIANCON	159,5	2972
ETAPE 10: TALLARD - MARSEILLE	229,5	1642
ETAPE 11: MARSEILLE - MONTPELLIER	182,5	719
ETAPE 12: MONTPELLIER - CASTRES	178,5	1988
ETAPE 13: ALBI - ALBI	54	485
ETAPE 14: MAZAMET - PLATEAU DE BEILLE	197	3785
ETAPE 15: FOIX - LOUDENVIELLE	196	4481
REPOS 2		
ETAPE 16: ORTHEZ - COL D'AUBISQUE	218,5	4594
ETAPE 17: PAU - CASTELSARRASIN	188,5	1702
ETAPE 18: CAHORS - ANGOULEME	211	1499
ETAPE 19: COGNAC - ANGOULEME	55,5	259
ETAPE 20: MARCOUSSIS - PARIS	146	613

Sur « L'Autre Tour », le sujet a effectué le même parcours que les cyclistes professionnels du Tour de France 2007 mais la veille de leur passage, c'est-à-dire qu'il est parti de Londres le 6 juillet et a terminé le Tour le 28 juillet à Paris. Le circuit était presque toujours fléché la veille de la course par les organisateurs du Tour 2007. Toutes les routes étaient ouvertes à la circulation sauf l'ascension de quelques cols. La dernière étape n'a pas été parcourue en entier car il n'était techniquement pas possible de réaliser plusieurs tours des Champs-Elysées avec la circulation parisienne.

Guillaume était accompagné durant cette étude par un co-équipier cycliste italien, Fabio Biasiolo, qui a parcouru les mêmes distances que lui. Ils ont réalisé toutes les étapes à deux, avec un temps de relais similaire entre les deux coureurs.

Un masseur kinésithérapeute accompagnait l'équipe de « L'Autre Tour » et les deux coureurs étaient massés chaque soir pour faciliter la récupération.

Au total l'équipe de « L'Autre Tour » (à 60% italienne) était composé de 7 personnes (cf. photo page suivante): le sujet (Guillaume Prébois), son père (Jean Claude, le photographe), son co-équipier cycliste (Fabio), un masseur kinésithérapeute (Marco), un cuisinier (Claudio), un assistant pour la réparation et la maintenance du matériel (Luigino) et un interne de médecine générale (moi-même). En ce qui me concerne les frais logistiques de ma participation ont été couverts par une subvention de la Société Française de Médecine du Sport (Président, Professeur Pierre Rochcongar).

L'équipe de « L'Autre Tour » :

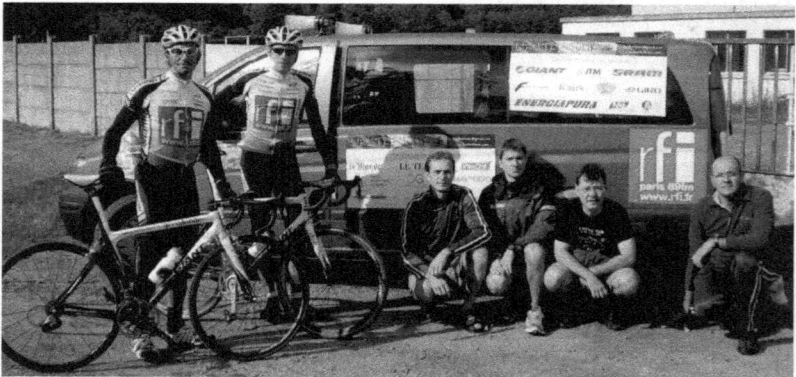

Avec de gauche à droite :
Fabio (co-équipier), Guillaume Prébois (le sujet),
Marco (kinésithérapeute), Dorian Lecamp (Interne de médecine générale),
Claudio (cuisinier), Luigino (intendant)

II. CONTRÔLES ANTIDOPAGE

Comme le disait le sujet avant son départ, « L'Autre Tour » se devait d'être « transparent comme l'eau claire ». Il devait donc respecter le règlement antidopage défini par le code mondial antidopage. Cela concerne l'interdiction d'utiliser des substances ou méthodes ayant deux des trois critères suivants :

- avoir le potentiel d'améliorer la performance sportive
- présenter un risque réel ou potentiel pour la santé de l'athlète
- être contraire à l'esprit sportif

Des contrôles antidopage étaient réalisés dans les strictes mêmes conditions que les cyclistes professionnels et ils étaient tous inopinés, sans que personne n'en soit informé à l'avance.
Durant l'intégralité de « L'Autre Tour » et en collaboration avec l'Agence Française de Lutte contre le Dopage (AFLD), le sujet a donc subi huit contrôles inopinés : sanguins, urinaires et capillaires. Tous ces contrôles étaient réalisés par un médecin préleveur agréé de l'AFLD.

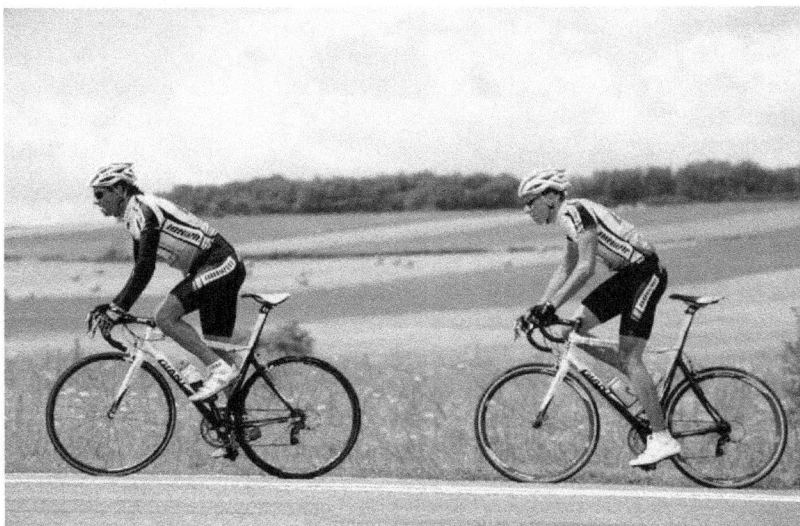

Nos deux coureurs sur les routes du département de l'Ain.

III. SUIVI CLINIQUE

1. Examen clinique standard :

Il était réalisé tous les jours, avant et après l'étape du jour avec interrogatoire et examen physique.

2. Evaluation de la fatigue :

La fatigue du sujet était évaluée de deux manières différentes :

- *Evaluation par échelle verbale numérique* :

Tous les matins il était demandé au sujet d'évaluer sa fatigue sur une échelle verbale allant de 0 à 10, avec 0 = aucune fatigue et 10 = immobilisé par la fatigue.

- *Evaluation par l'Echelle de fatigue de Pichot (cf. annexe I)* :

La fatigue est une sensation subjective de manquer de force résultant d'un travail excessif ou d'un état pathologique. L'échelle subjective de Pichot est proposée pour mesurer le handicap physique ressenti par le sujet pour effectuer ses activités quotidiennes[2].
Parmi les huit propositions, le sujet doit déterminer celles qui correspondent le mieux à son état en affectant chaque item d'une note entre 0 (pas du tout d'accord) et 4 (tout à fait exact). Le score maximum de cette échelle est donc de 32. Un score supérieur à 20 est considéré comme pathologique[2].
Cette échelle de fatigue de Pichot est simple, facilement reproductible et rapide à effectuer. D'autre part il est à noter que les 8 items proposés dans cette échelle se retrouvent en partie dans le questionnaire de surentraînement de la Société Française de Médecine du Sport (il ne faut pas oublier cependant que l'échelle de Pichot est uniquement axée sur la fatigue). Cette échelle présente donc l'avantage de suivre à une fréquence rapprochée l'apparition d'une éventuelle fatigue, mais aussi le début éventuellement d'un syndrome de surentraînement.
Il a répondu à ce questionnaire tous les matins avant le départ de l'étape et tous les 2 jours en dehors de « L'Autre Tour » : une semaine avant le départ et jusqu'à deux semaines après l'arrivée.

3. Recherche d'un syndrome de surentraînement

Le syndrome de surentraînement se définit par une diminution de la capacité de performance en dépit de l'augmentation ou du maintien du niveau d'entraînement[3]. Le syndrome de surentraînement indique un état chronique de baisse de performance accompagné d'un ou plusieurs symptômes cliniques et/ou biologiques. C'est dans le but de détecter le surentraînement du sportif que la Société Française de Médecine du Sport (SFMS) a élaboré un questionnaire sémiologique de 54 éléments visant à standardiser les différents aspects cliniques et psycho-comportementaux de ce syndrome. Ce questionnaire est régulièrement utilisé par des médecins du sport et par des entraîneurs. Il serait un bon outil d'exploration pour détecter rapidement une mauvaise adaptation à l'entraînement ou une récupération difficile du sportif. Le syndrome de surentraînement, encore aujourd'hui assez mal codifié, a fait l'objet de nombreuses études scientifiques dans le domaine de la médecine du sport. En plus des multiples symptômes cliniques et psychologiques, il est parfois associé à certaines perturbations biologiques et hormonales[4, 5] que nous développerons plus en détail dans les chapitres consacrés à cet effet.

Afin d'écarter son éventuelle apparition avant le départ, le sujet a répondu au questionnaire de la SFMS avant le début de l'épreuve, pendant « L'Autre Tour » puis après l'arrivée. Les examens biologiques et hormonaux qui ont été pratiqués sur l'ensemble de l'étude nous permettrons de retrouver une éventuelle corrélation entre ces résultats et ceux du questionnaire.

Le questionnaire de surentraînement est constitué (cf. annexe II):
- d'une fiche de renseignements concernant le sportif,
- de 54 éléments à réponse binaire (oui/non), permettant de calculer le « score de surentraînement » en sommant les réponses positives,
- de 7 échelles visuelles analogiques : performance, état physique, fatigue, récupération, état psychologique, force musculaire, endurance.

Certains auteurs considèrent que si le nombre de réponses positives est inférieur à 10 aucune exploration n'est nécessaire, s'il est supérieure à 15 il faut confirmer par des examens complémentaires, et si le score est compris entre 10 et 15 il faut approfondir l'interrogatoire et surveiller l'évolution[6].

Ce questionnaire a été correctement rempli par le sujet :
- un mois avant et une semaine avant le départ
- 7 jours après le départ
- 16 jours après le départ
- 3 jours après l'arrivée
- Un mois après l'arrivée

IV. SUIVI ANTHROPOMÉTRIQUE

Nous avons suivi l'évolution du poids du sujet et de sa composition corporelle.

1. Poids :

Le mois précédant le Tour, le poids du sujet n'a pas subi de variation notable.
Le sujet a été pesé dans le service de médecine du Sport du CHU Larrey 6 jours avant le départ et 3 jours après l'arrivée. Durant « L'Autre Tour », il était pesé le matin au lever et le soir après l'arrivée de l'étape après la douche, toujours avec la même balance.

2. Composition corporelle :

- La composition corporelle a été appréciée 6 jours avant le départ du Tour et 3 jours après l'arrivée par deux méthodes de mesure différentes dans le service de médecine du sport du CHU Larrey à Toulouse:

  ➢ Par méthode directe : par absorptiométrie biphotonique aux rayons X ou DEXA (Dual energy X-ray Absorpiometry)

Cette technique est un dérivé de la densitométrie osseuse aux rayons X. La composition corporelle par DEXA consiste à effectuer un balayage corps entier du sujet par un faisceau de rayons X de deux énergies différentes (cf. photo). La DXA donne accès à la composition corporelle globale et régionale en termes de Masse Grasse (MG) et Masse Maigre (MM).
L'exactitude, la reproductibilité et le caractère non invasif et très peu irradiant, ainsi que la simplicité de sa mise en œuvre font que la DEXA est actuellement la technique de référence en pratique clinique, car elle n'est pas ou peu influencée par l'état d'hydratation de la MM et de la MG.

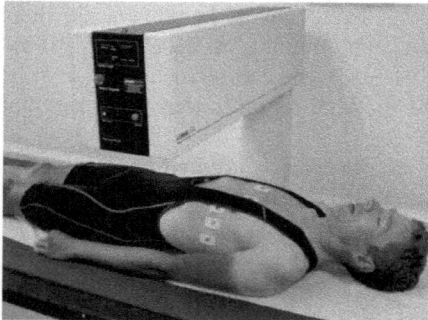

Evaluation de la composition corporelle du sujet par DEXA

➤ Par méthode doublement indirecte : par la mesure des plis cutanés avec un compas Harpenden Caliper.

Les plis cutanés mesurés sont au nombre de quatre : le pli tricipital, bicipital, sous scapulaire et supra-iliaque. La mesure s'est fait à l'aide d'une pince d'anthropométrie Harpenden Caliper (« Skinfold Caliper ») qui est un compas de pression constante. Les principaux biais de cette mesure sont que l'utilisation de la pince Harpenden Caliper dépend de l'opérateur et que la mesure est délicate chez les sujets obèses, oedémateux ou âgés. L'épaisseur de ces plis cutanés permet de donner une estimation de la densité corporelle par une transformation logarithmique de la somme des 4 plis cutanés. Le calcul du pourcentage de masse grasse est évalué par une formule en fonction de la densité corporelle estimée.

• Pendant « L'Autre Tour » : la MG était mesurée par la méthode des plis cutanés avec la pince d'anthropométrie tous les 2 jours environ le soir avant de se coucher par le même opérateur (cf. photo ci-dessous) :

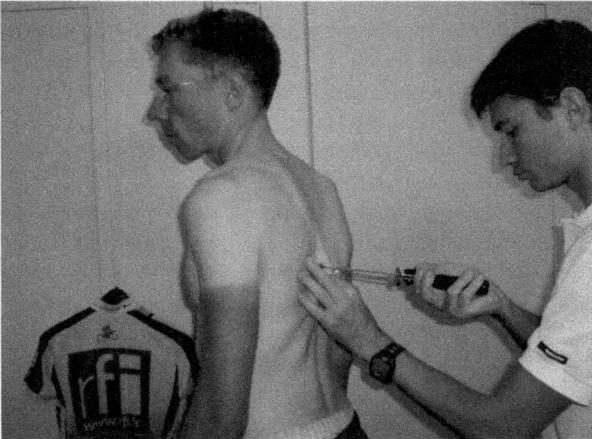

Mesure du pli cutané sous scapulaire
à l'aide de la pince Harpenden Caliper

V. SUIVI DES PARAMÈTRES PHYSIOLOGIQUES

1. Tests d'aptitudes à l'exercice

Les tests d'aptitude à l'exercice ont été réalisés avant et après « L'Autre Tour » dans le service de médecine du sport du CHU Larrey (cf. photo page suivante). La mesure des capacités physiques aérobies du sujet a été réalisée grâce à la détermination du seuil aéro-anaérobie et de la consommation maximale d'oxygène (VO2 max.) par méthode directe. Cet examen a consisté à mesurer le débit ventilatoire et la fraction d'O2 inspirée (VO2) et de CO2 expirée (VCO2), au cours d'un exercice à des puissances croissantes amenant le sujet à son VO2 max. Il a permis également d'obtenir la puissance maximale aérobie (PMA) et la fréquence cardiaque maximale du sujet. L'exercice a été réalisé sur une bicyclette ergométrique (Jaeger ER-800®). Un masque muni d'une turbine, appliqué sur la bouche et le nez du sujet a permis de mesurer en continu la ventilation du sujet. Les fractions d'O2 et de CO2 ont été mesurées par un analyseur de gaz (Oxycon-Pro Jaeger®). La fréquence cardiaque (en bpm) et l'électrocardiogramme étaient suivis en continu et la pression sanguine artérielle (PSA) enregistrée à chaque palier (en mm Hg). Le protocole utilisé était un protocole triangulaire : après 3 min de mesure des différents paramètres au repos, l'exercice a ensuite été réalisé en débutant par une puissance de 100W, incrémentée par paliers successifs de 40W toutes les 3 minutes jusqu'à obtention du VO2 max. Les courbes de débit ventilatoire (VE, VO2 et VCO2) nous ont permis de déterminer les seuils ventilatoires 1 et 2 (ou SV1 et SV2). Au cours de l'effort triangulaire les deux décrochages observés sur la courbe de VE ont permis de déterminer les seuils SV1 et SV2 (cf. courbes ci-après).

Un cathéter veineux a été mis en place avant le travail et a permis de réaliser des prélèvements sanguins pour le dosage du lactate afin de déterminer les seuils lactiques. A la fin de chaque palier une mesure du taux de lactate était effectuée, ainsi qu'à la récupération de l'effort. La courbe de lactatémie nous a permis de déterminer les seuils lactate 1 et 2 (SL1 et SL2) et de les associer aux seuils ventilatoires retrouvés (SV1 et SV2) afin de déterminer avec plus de précision les seuils aérobie et anaérobie.

Ces tests d'aptitude ont été réalisées 6 jours avant le début de « L'Autre Tour » et 3 jours après l'arrivée. Le même protocole a été réalisé pour les deux tests.

RÉSULTATS DU TEST D'EXERCICE AVANT LE DÉPART	
VO2 Max	4,8 l/min ou **68 ml/kg/min**
Puissance Maximale Aérobie (PMA)	420 Watts
FC maximale mesurée	192 bpm
Seuil aérobie (SV1)	3,9 l/min soit 80% VO2 Max
Puissance	270 Watts
FC	170 bpm
Seuil anaérobie (SV2)	4,56 l/min soit 93% VO2 Max
Puissance	350 Watts
FC	180 bpm
Taux maximal de lactates mesuré	**8,7 mmol/l**

Test d'aptitude sur cyclo-ergomètre
avec mesure des échanges gazeux respiratoires :

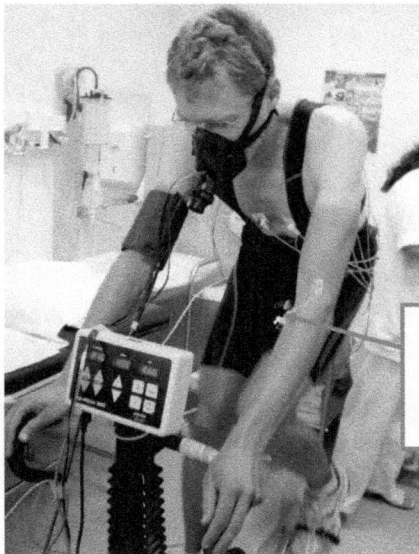

Cathéter veineux pour le dosage de la lactatémie.

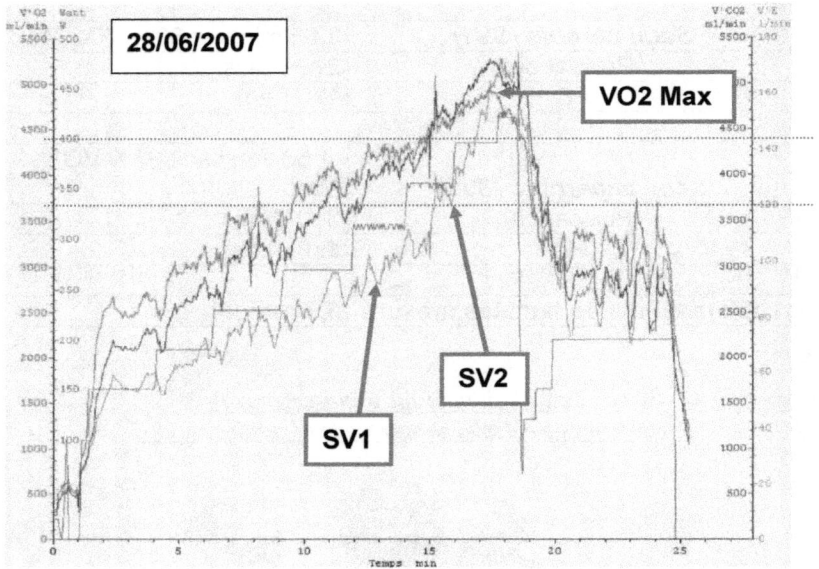

2. Fréquence cardiaque, puissance mécanique et cadence de pédalage :

Durant les 20 étapes du parcours du Tour de France, le vélo du sujet était équipé d'un appareil de mesure en continu de la vitesse, de la puissance mécanique développée et de la cadence de pédalage. Ce système permettait également de suivre la fréquence cardiaque du sujet. L'appareil de mesure utilisé était un SRM (Schöberer Rad Messtechnik), système allemand inventé par Ulrich Schöberer en 1986. Le SRM Training System a équipé de nombreux champions cyclistes tels que Lance Armstrong, Jan Ullrich, Paolo Bettini, Erik Zabel, Mario Cippolini et bien d'autres.

Le SRM Training System permet de mesurer la puissance mécanique développée par le sujet à travers la force appliquée sur le pédalier. Il mesure en fait la déformation appliquée sur le pédalier, par l'intermédiaire de jauges de contraintes, à chaque coup de pédale. Les informations sont transmises à une unité d'enregistrement située sur le guidon du vélo, d'une taille comparable à celle d'un compteur de vitesse classique. C'est un des systèmes les plus fiables du marché pour la mesure de la puissance mécanique, et le pourcentage d'erreur maximal est estimé à 2,5%. Le seul inconvénient est que le système complet pèse près de 800g, soit un peu plus lourd qu'un pédalier conventionnel.

SRM Training System avec pédalier équipé:

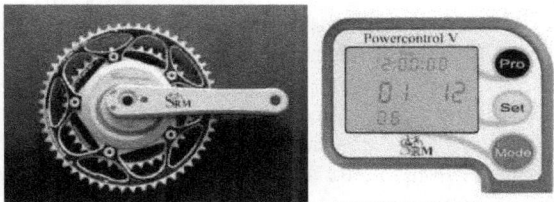

A la fin de chaque étape les informations enregistrées étaient téléchargées sur ordinateur PC puis l'acquisition et l' analyse se faisait sur le logiciel SRMwin. Le logiciel permet d'afficher les courbes de fréquence cardiaque, de puissance, de vitesse et de cadence de pédalage du sujet sur les étapes. Les résultats graphiques fournit par le logiciel SRMwin à chaque étape se trouvent en annexe (exemple d'une étape de plat et d'une étape de montagne en annexe IV).

Ce système a permis de déterminer l'évolution sur les 3 semaines de course de chacun des 4 paramètres suivants:
- La fréquence cardiaque en continu, exprimée en battements par minute.
- La vitesse du cycliste exprimée en km/h.
- La puissance mécanique développée exprimée en Watts.
- La cadence de pédalage exprimée en tours / minute.

Les résultats étaient ensuite classés selon le profil des étapes. Nous avons classées les étapes en quatre catégories en fonction de la terminologie utilisée par les organisateurs du Tour de France :
- 11 Etapes de PLAINE
- 1 Etape ACCIDENTEE (ou semi-montagne)
- 6 Etapes de HAUTE MONTAGNE
- 2 Etapes de contre-la-montre individuel.

> Suivi de la fréquence cardiaque à l'effort (FC):

Du fait de sa facilité de mesure, la FC est l'un des paramètres les plus couramment utilisé pour mesurer l'intensité de l'exercice d'endurance.
Les résultats du test d'aptitude réalisé avant le début de l'épreuve nous ont permis de déterminer le type d'effort fourni par le sujet sur « L'Autre Tour » en fonction de sa fréquence cardiaque. Nous avons déterminé les zones d'effort en fonction du premier seuil ventilatoire (seuil SV1). Ce seuil SV1 représente la transition entre un effort « aérobie » et un effort d'intensité plus élevée ou « début du travail en anaérobie ». La FC à SV1, déterminée par le test d'aptitude à l'exercice, se situait à environ 170 bpm.
La SFMS propose actuellement de ne plus utiliser une terminologie faisant référence à une explication physiologique de ce seuil (seuil anaérobie, aérobie, etc...) et d'en adopter une faisant référence à la technique de détermination de ce seuil (seuil ventilatoire, seuil lactique)[7]. Nous allons cependant utiliser des termes physiologiques pour caractériser l'effort du sujet afin de faciliter la lecture de ce travail.

Nous avons décidé de classer les efforts fournis par le sujet en fonction du seuil aérobie (seuil SV1) : Effort sous le seuil (< 170 bpm) et au dessus du seuil (> 170 bpm). Afin de mieux nuancer l'intensité des efforts nous avons déterminé une troisième valeur située 10% en dessous du seuil SV1. Voici les trois zones d'intensité de FC que nous avons déterminées :

✓ Une zone dite « de récupération » : FC < 150 bpm
✓ Une zone de travail « aérobie active » : 150 < FC < 170 bpm
✓ Une zone au dessus du seuil aérobie (SV1) : FC > 170 bpm

Les résultats obtenus nous permettrons de comparer l'intensité de l'effort fournit par le sujet sur les étapes par rapport aux cyclistes professionnels.

Le monitoring de la FC par le système SRM nous a permis de suivre également la fréquence cardiaque moyenne du sujet au fil des étapes sur les trois semaines de « L'Autre Tour ».

➤ Suivi de la puissance mécanique développée :

Comme pour la FC, les résultats du test d'aptitude à l'exercice réalisé avant le début de « L'Autre Tour » nous ont permis de hiérarchiser l'intensité de la puissance développée par le sujet.
Le premier seuil ventilatoire (SV1) du sujet se situait à une puissance de 270 Watts et le deuxième seuil ventilatoire (ou SV2) à 350 Watts.

Les zones d'intensité de puissance ont donc été choisies comme suit :
- pédalage de très faible intensité : < 100 W
- pédalage de moyenne intensité : entre 100 W et 270 W
- pédalage de haute intensité : entre 270W et 350 W
- pédalage de très haute intensité : plus de 350 W

Les puissances développées d'intensité inférieure à 5 Watts ont été exclues et correspondent aux périodes de roue libre où le sujet ne pédale pas.

Les résultats des mesures des puissances que nous avons obtenues chez le sujet ont ensuite été comparés à la puissance mécanique développée par les cyclistes professionnels du Tour de France 2007 sur les ascensions des principaux cols des Pyrénées.

Pour des raisons techniques la puissance et la cadence de pédalage n'ont pas pu être obtenues sur les 12 premières étapes (le système a du être changé en cours de route car la pile du pédalier SRM ne fonctionnait plus).

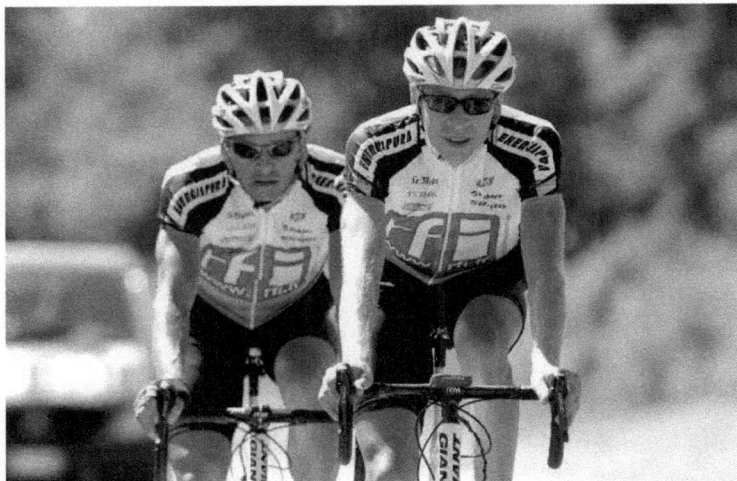

Sur la 6ème étape : SEMUR EN AUXOIS – BOURG EN BRESSE

3. Suivi cardio-tensionnel :

➤ La pression sanguine artérielle (PSA) :

La prise de la PSA se faisait avec un brassard manuel le matin au lever, à l'arrivée de l'étape et le soir au coucher.
La PSA mesurée dans le service de médecine du sport du CHU Larrey 6 jours avant le départ de l'épreuve était de 130/80 mm Hg aux deux bras.

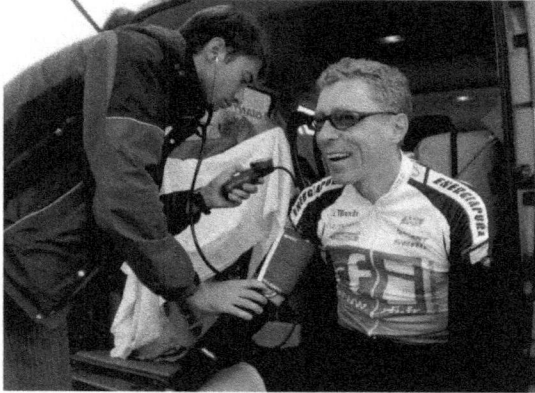

Prise de la PSA à l'arrivée de l'étape à Joigny

➤ La fréquence cardiaque de repos :

La FC de repos était mesuré tous les matins au lever par le sujet à l'aide d'un cardio-fréquencemètre. La FC de repos avant le début de « L'Autre Tour » était de 53 BPM.
La FC de récupération à l'arrivée des étapes était mesurée à 30 minutes, 60 minutes et 120 minutes de l'arrivée.
La FC était reprise le soir par le sujet, au calme dans son lit.

4. Explorations fonctionnelles respiratoires

➢ Avant et après « L'Autre Tour » :

Les explorations fonctionnelles respiratoires étaient réalisées avant et après « L'Autre Tour » par pléthysmographie corporelle dans le service de médecine du sport et d'exploration de la fonction respiratoire du CHU Larrey à Toulouse.

➢ Durant « l'Autre Tour » :

La mesure de la fonction ventilatoire durant « l'Autre Tour » était réalisée tous les 2 jours environ en fonction des disponibilités du sujet. Deux types d'appareils étaient utilisés :

- **Un débitmètre mécanique (Peak Flow)** pour mesurer le débit expiratoire de pointe.

- **Un spiromètre électronique (modèle Piko6)** : cet appareil de mesure nous permettait de déterminer le VEMS, le VEM6 et le rapport VEM6/VEMS.

  Nota bene : VEMS = volume maximal expiré en une seconde et VEM6 = volume maximal expiré en 6 secondes.
  Le spiromètre électronique PiKo-6 donne accès instantanément à une mesure du rapport VEMS/VEM6, un substitut simple du rapport de Tiffeneau, qui représente le rapport de la capacité vitale divisée par le VEMS. Sa simplicité d'utilisation et la qualité de ses mesures en font un bon instrument de « mesure du souffle » sur le terrain.

Le but de ce suivi respiratoire était de rechercher une éventuelle modification des capacités respiratoires au cours des trois semaines d'effort cycliste.

5. Examen des urines

L'examen des urines quotidien a été réalisé tous les matins par Bandelette urinaire Multistix°, afin d'avoir une approximation de la densité des urines du sujet.

VI. SUIVI BIOLOGIQUE

1. Bilans biologiques sanguins standards :

Tous les bilans biologiques ont été réalisés le matin à jeun.

> ➤ Le bilan biologique avant et après le Tour a été réalisé dans le laboratoire du CHU Larrey à Toulouse et comprenaient :

- Numération formule sanguine (NFS), plaquettes, réticulocytes,
- Vitesse de sédimentation (VS) et Protéine C réactive (CRP),
- Sodium (Na), Potassium (K), Glucose, Créatine kinase (CPK), Protidémie,
- Créatinine,
- Electrophorèse des protéines plasmatiques (EPP),
- Ferritine,
- Exploration d'anomalies lipidiques : Cholestérol total, LDL, HDL, VLDL et Triglycérides,
- Bilan hépatique : Gamma GT, ASAT, ALAT,
- Glutamine,
- TSH de base uniquement avant le départ.

Ces 2 bilans ont été réalisés 6 jours avant le début du Tour et 3 jours après l'arrivée.

> ➤ Pendant le Tour 4 prises de sang ont été réalisées, dans 4 laboratoires différents (cf. annexe V).

Ces laboratoires sollicités sur « L'Autre Tour » sont accrédités par la Fédération Française de Cyclisme (FFC) et ont été contactés par le Docteur Armand Mégret (Médecin Fédéral de la FFC). Ils ont spontanément accepté de participer à cette étude, malgré des conditions pas toujours évidentes. Les bilans sanguins sur « L'Autre Tour » comprenaient :

- NFS, plaquettes et réticulocytes,
- CPK,
- VS et CRP,
- EPP,
- Na, K, Protidémie.

Ces prises de sang ont été réalisées :
- au départ de la 8ème étape, au Grand-Bornand.
- au départ de la 11ème étape, à Marseille.
- le matin du 2ème jour de repos (soit le lendemain de la 15ème étape), à Pau.
- le lendemain de l'arrivée à Paris

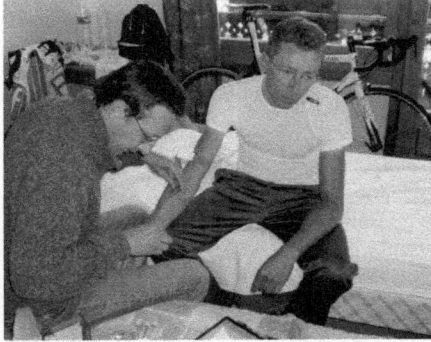

Prise de sang matinale au Grand-Bornand

> Le bilan biologique réalisé avant le départ de « L'Autre Tour » montrait *(cf. pages 74-75 pour le détail)*:

- NFS : Hémoglobine, à la limite inférieure de la normale, à 13,4 g/dl, de même pour le VGM (Volume Globulaire Moyen) à 83,2%. Hématocrite à 41,5%
- La férritinémie était proche de la limite inférieure à 23 µg/l (normale inférieure du laboratoire d'analyses médicales du CHU Larrey: 20 µg/l).
- Le reste du bilan était normal.

Le sujet présentait donc 6 jours avant le début du Tour de France une tendance à une anémie microcytaire d'origine carentielle, par carence martiale.
Il prenait de sa propre initiative des produits de phytothérapie et une supplémentation vitaminique et minérale contenant du fer. Au total l'apport exogène quotidien en fer (non fourni par l'alimentation) était de 28 mg par jour.

2. Bilan hormonal et dosage des marqueurs osseux

Cinq prélèvements ont été réalisés pendant « L'Autre Tour » et comprenaient un dosage de Testostérone, LH, FSH, TSH, fT_3, fT_4, Cortisol, Insuline, glycémie, Hormone de croissance, IGF-1, IGFBP-3, Ostéocalcine, CTX et P1NP.

Nota Bene : En pratique les dosages hormonaux réalisés chez les cyclistes professionnels concernent uniquement un dosage de testostérone, LH, Cortisol, IGF-1 et Ostéocalcine.

Les cinq dosages ont été réalisés à :
- Londres le 5 juillet (la veille du départ)
- Dunkerque le 8 juillet
- Grand-Bornand le 14 juillet
- Pau (jour de repos) le 23 juillet
- Paris (le lendemain de l'arrivée) le 29 juillet.

Connaissant les nombreuses publications sur les résultats et l'évolution des dosages hormonaux et autres marqueurs à l'effort il était intéressant de savoir quelles seraient les conséquences hormonales chez un sujet qui réaliserait un effort d'endurance sur trois semaines. D'autre part ces dosages pratiqués étaient également un autre moyen de contrôler que le sujet n'avait pas recours à une utilisation détournée de produits dopants d'origine hormonale.

Les prélèvements ont toujours été réalisés le matin à 8h afin de respecter le cycle nycthéméral hormonal et de pouvoir comparer les différents prélèvements entre eux. Un seul dosage n'a pas respecté ces conditions et a été prélevé le soir à 20h la veille du départ du Tour de France à Londres. Tous les dosages hormonaux ont pu être réalisé grâce au Professeur Yves Le-Bouc et aux techniciens du laboratoire d'Explorations Endocriniennes de l'Hôpital Trousseau à Paris (Laurence Périn, Rémy Christol, Nicole Rapegno et Nadia Quignot). Le dosage des marqueurs osseux a été réalisé au laboratoire d'explorations endocriniennes de l'hôpital Necker à Paris grâce à l'aide du Docteur Jean Claude Souberbielle.

Chaque prélèvement hormonal à respecter la méthode suivante :
- Prélèvement de 10 à 12 ml de sang sur tube sec.
- Laisser coaguler 15 à 20 minutes.
- Centrifuger.
- Récupérer le sérum (5 ml à 6 ml) et le répartir en 5 tubes de 1 à 1,5 ml.
- Congeler.
- Conserver et transporter dans la carboglace jusqu'au laboratoire d'analyse.

Le choix du dosage de ces hormones et marqueurs a été fait en raison de leur intérêt chez le sportif de haut niveau[8] :

- **Testostérone :**

La testostérone est une hormone androgène produite par les cellules de Leydig dans les testicules suite à l'activation de sa libération par une hormone hypophysaire (LH), libérée elle-même suite à une activation par la GnRH (neurohormone hypothalamique). Son action est anabolisante, androgénique et elle assure la spermatogenèse.

La testostéronémie normale pour l'âge du sujet doit être comprise entre 2,9 et 7,8 ng/mL. L'apport exogène en testostérone est recherché chez certains sportifs car en plus de son effet anabolisant c'est un psychostimulant qui augmente le potentiel de motivation, l'activité voire l'agressivité.

Chez le sportif le dosage régulier peut servir d'indicateur d'une diminution de la tolérance du sujet à l'entraînement physique (syndrome de surentraînement), et en dehors d'autres causes médicales, les variations des taux (augmentation ou diminution) peuvent traduire un apport exogène de testostérone, de stéroïdes anabolisants de synthèse, d'HCG, de Clomifène (nom commercial : CLOMID°).

- **LH (Hormone Lutéinisante) et FSH (Hormone Folliculo-Stimulante) :**

Ce sont deux gonadotrophines produites par les cellules gonadotropes du lobe antérieur de l'hypophyse elles même stimulées par la GnRH (neurohormone hypothalamique). La LH stimule la production testiculaire de testostérone. D'autre part, la testostérone va agir aux niveaux hypothalamique et hypophysaire pour contrôler la sécrétion hypophysaire de la LH par rétro-action (ou « feed-back »).

La FSH a une structure semblable à celle de la LH. Chez l'homme elle stimule les cellules de Sertoli qui sont indispensables à la spermatogenèse et qui sécrètent une protéine (l'Inhibine) qui va agir sur l'axe hypothalamo-hypophysaire en rétroaction négative.

Pour résumer : La LH stimule les cellules de Leydig et la FSH stimule les cellules de Sertoli.

En dehors de causes médicales la diminution de la LH peut témoigner de la consommation de stéroïdes anabolisants. Elle reflète mieux que la FSH la rupture du rétrocontrôle liée à la prise de ces produits.

- **TSH, fT$_3$ et fT$_4$:**

La TSH (thyréostimuline ou thyréotrophine, en anglais thyroid stimulating hormone) est une hormone qui est sécrétée par l'antéhypophyse, très proche structurellement de la LH et de la FSH. Son rôle est de stimuler et de régler la sécrétion d'hormones thyroïdiennes (T4 et T3). La sécrétion de la TSH est régulée par l'action de la TRH hypothalamique (Thyreotropin Releasing Hormone), par rétro-action des hormones thyroïdiennes et elle est également modulée négativement par les corticostéroïdes

La thyroxine (T4) et la triiodothyronine (T3), sont des hormones produites par la glande thyroïde sous l'action de la TSH. Elles jouent un rôle important sur la croissance et le développement de tous les tissus et régulent le métabolisme des protéines, des graisses et des glucides. Elles agissent par le biais d'un rétrocontrôle négatif sur l'antéhypophyse et la sécrétion de TSH. Seule une très petite fraction de l'hormone circulante est libre (non liée aux protéines) : T_4 0,03 % et T_3 0,3%. Cette fraction libre est biologiquement active et leurs valeurs sont référées en tant que fT_4 et fT_3. La T3 provient essentiellement de la conversion périphérique de la T4 en T3.

En plus de la régulation centrale de ces hormones (par le complexe TRH / TSH / rétrocontrôle) il existe une régulation périphérique, et c'est celle qui va nous intéresser pour cette étude : en cas de dénutrition ou maladie chronique le taux de T4 est diminué et celui de T3 également puisqu'il existe une diminution de la conversion périphérique de T4 en T3.

La fonction thyroïdienne est normalement peu perturbée par une pratique sportive, même intense.

La diminution du taux de TSH peut être secondaire à la prise de GH, de testostérone, d'IGF-1, de corticoïdes, d'hormones thyroïdiennes. Il est à noter que les hormones thyroïdiennes ne sont pas des produits interdits aux sportifs.

Une augmentation de la TSH ou une diminution de la T3 et T4 chez le sportif en dehors d'une cause médicale peut traduire une altération de la tolérance physique du sujet dans des situations d'entraînement sportif prolongé intense.

- **Cortisol :**

Le cortisol est une hormone stéroïde secrétée par le cortex de la glande surrénale à partir du cholestérol et sous la dépendance de l'ACTH hypophysaire, elle-même sous la dépendance de la sécrétion de CRH par l'hypothalamus. La sécrétion de CRH, d'ACTH et de cortisol suit un rythme circadien très remarquable et le pic se situe entre 6h00 et 8h00 du matin. Son action physiologique centrale et périphérique est multiple et son rôle, très important dans la régulation des grandes fonctions de l'organisme, est aujourd'hui très bien connu.

Malgré leurs nombreux effets indésirables les corticoïdes restent des produits largement utilisés dans le cadre d'une utilisation détournée à des fins de performance. Les principaux effets recherchés sont :

- diminuer la sensation de fatigue
- lutter contre la douleur
- augmenter la charge d'entraînement physique
- améliorer la volonté, rendre euphorique, par son action centrale psychostimulante.

En dehors des causes médicales, le dosage du cortisol permet de suspecter la consommation de corticoïdes exogènes (per os, en injection ou lors d'infiltration). Toute prise de corticoïdes peut entraîner une diminution de la cortisolémie.

Après avoir éliminer une cause médicale, une augmentation persistante de la cortisolémie peut suggérer que l'athlète éprouve des difficultés à gérer son stress. Un hypocorticisme peut apparaître secondairement dans les situations de sollicitation massive et prolongée de l'organisme, avec compétitions répétées, ou dans les états de surentraînement. Dans les surentraînements les plus sévères on parle d'état « pseudo-addisonnien », avec adynamie de l'axe corticotrope (CRH-ACTH-Cortisol) « épuisé » par sa sollicitation trop répétée[3].

- **Insuline :**

L'insuline est une hormone hypoglycémiante protéique sécrétée par les cellules β des îlots de Langerhans du pancréas. Les effets de l'insuline sont multiples car ils concernent à la fois le métabolisme (anabolisme) des trois familles de nutriments : glucides, lipides et protides essentiellement au niveau du foie, du tissu adipeux et du muscle.

De nombreux sportifs à l'issue des compétitions, pour réhydrater et accélérer la récupération, ont recours à des perfusions de sérum physiologique, sucré ou des solutés utilisés en réanimation, sans preuve formelle d'une quelconque efficacité. Puis ils ont potentialisé l'action de ces perfusions par la prise concomitante de substance comme l'Insuline et l'IGF-1. L'Insuline et l'IGF-1 sont également utilisées en milieu culturiste pour augmenter la masse musculaire.

Une prise exogène de corticoïdes augmente la glycémie et l'insulinémie.

- **Hormone de croissance, IGF-1, IGFBP-3 :**

L'hormone de croissance (GH ou growth hormone ou somatotropine) est une hormone polypeptidique secrétée par la partie antérieure de l'hypophyse, qui stimule la croissance et la reproduction cellulaire. La sécrétion de l'hormone de croissance par l'antéhypophyse est pulsatile : des pics nocturnes après l'endormissement et des pics diurnes spontanés ou favorisés par les repas, le stress ou l'effort. La concentration basale est faible. Cette hormone est catabolisée dans le foie et sa régulation sécrétoire est assurée par des hormones hypothalamiques : la GHRH qui stimule la sécrétion de GH et la somatostatine qui l'inhibe. La GHRH est stimulée par l'hypoglycémie, le sommeil profond, le stress et l'exercice. Cette sécrétion pulsatile de GH est due à l'alternance de sécrétion de GHRH et somatostatine. Il existe également un rétrocontrôle négatif par la GH sur ces hormones hypothalamiques.

La GH agit sur le foie et stimule la production d'IGF-1 (Insulin Growth Factor). La GH a une action lipolytique (mobilisation des graisses), protéolytique par l'intermédiaire de l'IGF-1, hyperglycémiante et diabétogène.

L'IGF-1 a une structure chimique semblable à celle de l'insuline. Comme les autres facteurs de croissance, l'IGF-1 est produite dans la plupart des tissus, mais le foie est l'un des sites majeurs de synthèse et la source de 85% de sa forme circulante. Elle est également produite en plus faible quantité par le muscle strié où elle exerce son effet anabolique par effet paracrine. C'est un puissant facteur de croissance impliqué dans les mécanismes de prolifération, de différenciation et des effets anti-apoptotiques. L'IGF-1 est régulée par l'hormone de croissance (GH), dont elle est le principal médiateur, et l'état nutritionnel.

Elle circule liée à des protéines de transport dont l'IGFBP-3. L'influence de l'IGF-1 sur le métabolisme cellulaire peut être modifiée par sa liaison réversible à l'IGFBP-3 (Insulin-like Growth Factor Binding Proteins). L'IGFBP-3 influence la biodisponibilité de l'IGF-1 et par le fait même diminue sa signalisation.

En dehors de causes médicales, l'augmentation de l'IGF-1 peut traduire la consommation d'hormone de croissance ou d'IGF-1 exogène, cette dernière pouvant comme nous venons de le voir avec l'insuline être utilisée frauduleusement dans la préparation physique (pour son action anabolique) ou la récupération. Les variations du taux de GH peuvent indiquer la prise exogène d'hormone de croissance.

Chez le sportif, une diminution de l'IGF-1 et de l'IGFBP-3 peut traduire une sous nutrition, un catabolisme protéique majoré dans une situation d'effort physique intense et prolongé, un syndrome inflammatoire ou un syndrome de surentraînement[3].

- **Ostéocalcine et P1NP :** *Marqueurs de formation osseuse.*

L'ostéocalcine est une protéine spécifique des tissus osseux favorisant la fixation du calcium à la substance fondamentale de l'os. Cette protéine est un témoin de la production osseuse.

En dehors d'une cause médicale, une augmentation de cette hormone peut traduire la consommation de stéroïdes anabolisants et/ou celle d'hormone de croissance. Sa diminution peut signer la prise au long cours de corticoïdes.

P1NP : Propeptide du Procollagène N terminal, correspond à l'extension N-terminale du procollagène de type 1.

Son taux ne présente pratiquement pas de variation circadienne. Au cours de l'ostéogénèse, le procollagène est converti en collagène sous l'action de protéases spécifiques qui agissent au niveau des liaisons du procollagène avec les extensions N-terminales et C-terminales. Le collagène est alors incorporé dans la matrice osseuse. Ainsi le P1NP est un véritable marqueur spécifique de la formation osseuse.

- **CTx** **(Télopeptide N terminal du Collagène de type 1 ou Cross laps)** : *Marqueur de résorption osseuse.*

Ce marqueur osseux provient de la dégradation du collagène de type I (localisé dans l'os essentiellement et la peau), libérés lors de la résorption osseuse et éliminés dans les urines. Son taux suit un pic nycthéméral avec un maximum la nuit. Son élévation doit faire évoquer un catabolisme du tissu conjonctif et en particulier de la trame collagène de l'os.

3. Suivi du taux d'hématocrite et de la concentration d'hémoglobine

Ces deux paramètres ont été mesurés grâce à des appareils portatifs de mesure (cf. annexe V).

La mesure du taux d'hématocrite par centrifugeuse mécanique a été faite tous les matins au lever et certains soirs d'étape par prélèvement d'une goutte de sang capillaire en piquant le bout du doigt du sujet par une lancette autopiqueuse à usage unique.

La mesure de la concentration en hémoglobine a été réalisée par l'appareil HemoCue® Hb 201+, tous les matins au lever et certains soirs également.

Pour la mesure du taux d'hématocrite le sang est prélevé dans un tube capillaire. Le sang pénètre dans ce tube par capillarité, puis il est centrifugé à grande vitesse pour rassembler tous les globules rouges. On lit ensuite, au bout de quelques minutes, le résultat rendu en pourcentage.

Pour la mesure de la concentration de l'hémoglobine on utilise une cuvette, à usage unique, qui se remplit de la quantité exacte de sang par capillarité et le mélange automatiquement aux réactifs. La cuvette est alors placée dans le photomètre portable HemoCue®. Le résultat s'affiche à l'écran en moins d'une minute.

VII. SUIVI NUTRITIONNEL :

Chez le sportif il est recommandé d'avoir des apports énergétiques de 45 à 50 kcal/jour/kg et un apport relatif pour chaque macronutriment de 60% pour les glucides, 25% pour les lipides et 15% pour les protides[9].
Une revue de la littérature de 1993[10] avait établi une compte rendu portant sur 22 études consacrées aux apports nutritionnels du sportif de haut niveau et incluant au total 50 groupes de sportifs « élites ». Cette revue indiquait que:
- Les apports alimentaires doivent être supérieurs à 50 kcal/kg/jour pour les athlètes masculins qui s'entraînent plus de 90 minutes par jour.
- La supplémentation en protéine n'est pas nécessaire si les apports caloriques sont suffisants.
- Les athlètes en période d'entraînement intensif devraient consommer 70% de leur apport énergétiques en glucides.
- En règle général, chez le sportif de haut niveau les apports en glucides devraient être augmentés et les apports lipidiques diminués.
- L'aspect le plus important de la diététique du sportif de haut niveau est aussi de suivre les recommandations pratiques d'une alimentation saine.

Les différentes recommandations soulignent bien l'importance de l'apport glucidique. Il est actuellement bien connu que durant un effort d'endurance le facteur principal limitant l'exercice est la diminution des réserves en glycogène musculaire. Celles-ci jouent un rôle à la fois sur la poursuite d'un exercice unique mené jusqu'à l'épuisement, et sur la fatigue chronique résultant d'un entraînement intense. Pour illustrer ce rôle nous pouvons citer les travaux de Costill et al.[11] : la répétition d'exercices physiques intenses sur des nageurs plusieurs jours de suite diminue les concentrations basales en glycogène musculaire dans une partie de la population étudiée qui présentait également les signes cliniques d'une fatigue prolongée avec diminution des performances. Il est donc nécessaire pour le sportif de restaurer le plus possible ses stocks musculaires et hépatiques en glycogène pour pouvoir prolonger au maximum son effort physique et retarder l'apparition de la fatigue, la déplétion en glycogène étant le facteur limitant de la performance sportive [12]. Ceci explique pourquoi les sportifs en situation d'endurance doivent consommer jusqu'à 70% de leur apport quotidien sous forme de glucides pour permettre une réplétion en glycogène de leur organisme.

Concernant les cyclistes d'endurance, une recommandation récente [13] préconise un apport énergétique de 60 kcal/kg/jour durant les programmes d'entraînements intensifs et un apport glucidique (exprimé en gramme par kilo de masse corporelle) de 8 à 11g/kg/jour. Il est également spécifié que les besoins en protéines et en micronutriments sont largement couverts du fait des apports énergétiques élevés (> 60 kcal/kg/jour soit > 4260 kcal/jour pour le sujet de 71 Kg).

Ces nombreuses recommandations ne concernent pas les sportifs en situation d'endurance sur une épreuve de trois semaines, type course à étapes, comme le Tour de France. D'autre part, elles ne tiennent pas compte du fait que dans ces conditions, les cyclistes rencontrent des difficultés pour pouvoir s'alimenter suffisamment et couvrir entièrement les besoins énergétiques nécessaires à une performance sportive optimale.

Sur un parcours aussi exigeant que le Tour de France, l'apport nutritionnel reste un des facteurs de réussite les plus importants. Si la balance énergétique est négative (c'est-à-dire les dépenses supérieures aux apports) les capacités compétitives du sujet s'en trouvent forcément altérées.

Comme nous l'avons vu plus haut, le besoin énergétique du cycliste et plus spécialement le besoin en glucides est essentiel pour restaurer ses réserves en glycogène et maintenir une balance énergétique stable jour après jour [12]. Cependant plusieurs facteurs, physiques et psychologiques, interviennent et peuvent influencer l'appétit et la fonction digestive du sportif et ainsi altérer cette balance énergétique. Il avait été montré que les cyclistes réalisant une épreuve sportive d'endurance jour après jour, pouvaient se retrouver dans une situation qui ne leurs permettrait plus d'assurer correctement des apports alimentaires efficients, pour trois raisons essentiellement [14] :

- l'effet négatif du stress physique et psychique sur l'appétit,
- l'intolérance intra gastrique du large volume du bol alimentaire apporté par le sportif,
- le temps disponible insuffisant pour s'alimenter et digérer correctement.

Ainsi dans une situation d'effort extrême et d'endurance, les athlètes se voient dans l'obligation de jouer avec ces différents facteurs pour assurer leur besoin alimentaire et éviter des changements qui peuvent se révéler dramatiques pour leur performance.

Il existe très peu d'études sur le suivi nutritionnel du cycliste de haut niveau réalisant un effort d'endurance sur une longue période comme le Tour de France.

Il n'existe qu'une seule étude de terrain, étude de référence[15], qui ait examiné l'apport nutritionnel de huit cyclistes professionnels sur les trois semaines du Tour de France de 1989 (4000km, 21 étapes, un jour de repos).

Une étude plus récente [16], avait suivi l'apport nutritionnel de dix cyclistes professionnels de l'équipe ONCE sur le Tour d'Espagne, «*Vuelta Ciclista a España*», de 1998 (3600 Kms), mais ne mesurant les apports nutritionnels des cyclistes que sur 3 journées (une étape de plat et deux étapes de montagne). Ces 2 études montraient malgré tout un apport énergétique similaire.

Il était donc intéressant de comparer les résultats du suivi alimentaire de Guillaume par rapport à ce qui est recommandé en pratique et par rapport aux résultats des deux études de terrain dont nous disposons[15, 16].
Nous avons donc mesuré sur les trois semaines de « L'Autre Tour » les apports énergétiques, la contribution de chaque macronutriment (Glucides, Lipides, Protides) sur l'apport total quotidien et leur répartition sur la journée.

- Avant le départ de « L'Autre Tour » :

Durant sa préparation le sujet s'était imposé un régime où il évitait les sucreries et les produits gras. Il ne prenait jamais de laitage (lait, fromage, yaourts…) car il souffrait de troubles fonctionnels intestinaux qu'il attribuait aux produits laitiers.

- Pour la réalisation de « L'Autre Tour » :

Il a suivi les conseils du diététicien du service de Médecine du Sport du CHU Larrey à Toulouse (Monsieur Didier Rubio) et un programme alimentaire a été élaboré pour ces trois semaines. Durant ces trois semaines le sujet n'a jamais été influencé dans sa prise alimentaire et il était libre de manger ce qu'il voulait quand il voulait. Le but n'était pas de surveiller ni conseiller l'alimentation du sujet mais uniquement de répertorier tout ce qu'il mangeait sans influencer ses prises alimentaires.
Un cuisinier italien (Claudio) faisait partie de l'équipe de « L'Autre Tour » et tous les repas du soir ainsi que les collations durant les étapes étaient préparés par ses soins. Le petit déjeuner dépendait du buffet proposé à l'hôtel, mais il était globalement similaire.
Tous les aliments de la journée ingérés par le sujet étaient pesés et/ou photographiés puis répertoriés chaque jour sur un carnet de bord (cf. photo ci-après). Les aliments étaient pesés sur balance de cuisine digitale de marque SOEHNLE, et mesurés au gramme près. Les aliments qui ne pouvaient être pesés étaient photographiés et la quantité était secondairement évaluée sur le livre de référence de SUVIMAX : *manuel photographique pour estimation des quantités alimentaires*.

- Après « L'Autre Tour » :

Toute l'alimentation des trois semaines de « l'Autre Tour » a été enregistrée et analysée sur le logiciel informatique PROFIL de la société ACIM du service de Médecine du Sport du CHU Larrey à Toulouse.
L'apport énergétique des produits naturels de phytothérapie pris par le sujet sur les trois semaines n'a pas été inclus: il s'agissait de gelée royale, ginseng, silice, éleuthérocoque, échinacée. Il prenait également une supplémentation vitaminique et minérale orale quotidienne de Fer (14 mg par gélule), Sélénium (50 µg), Chrome (40 µg), Cuivre (1 mg), Vitamine E (30 mg), Vitamine C (100 mg) et Magnésium (150 mg).

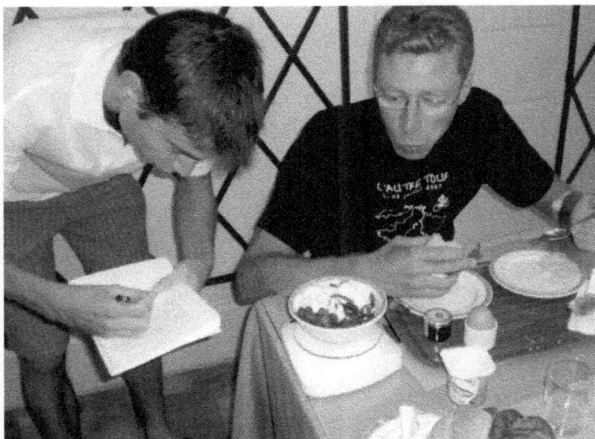

Au petit-déjeuner, à Dunkerque :
suivi nutritionnel quotidien noté sur carnet de bord

Voici le type de repas qui lui était recommandé avant le départ d'une étape et à l'arrivée[17]:

> EXEMPLE DE REPAS PRE-ETAPE :

Exemple : départ de la course à 10h00

7h00 : Petit-déjeuner

Pain, confiture ou miel
Céréales
Thé ou café

Possibilité de manger salé :
Jambon blanc, pain
Pâtes

Eviter les graisses (beurre, sauces)
Eviter trop de fibres (fruits, aliments complets, légumineuses)
Insister sur les liquides (eau, jus de fruit sans pulpe)
Eviter de trop manger (les réserves sont déjà en grande partie constituées)

> EXEMPLE DE REPAS DE RECUPERATION APRES L'ETAPE :

Arrivée : 17h00
Eau, boisson énergétique
Yaourt à boire
Sandwich confiture
Fruits secs ou frais

Dîner : 19h30
Potage de légume
Poisson maigre avec purée de pois
Spaghettis
Fromage blanc avec fruits au sirop
Gâteau au yaourt

VIII. ÉVALUATION PSYCHO-COMPORTEMENTALE

L'approche psychologique du sportif est fondamentale en médecine du sport.
Le sujet de cette étude a répondu à plusieurs questionnaires et tests avant, pendant et après l'épreuve (cf. annexe).
Tous ces tests sont validés au niveau de la population générale.
L'expérience de leur application en médico-psychologie sportive existe depuis plus de 20 ans dans le domaine de la médecine du sport. Leurs intérêts en médecine du sport de haut niveau ne font aujourd'hui plus aucun doute.

1) Evaluation du profil de personnalité du sujet avant le départ:

Tout sportif qui s'engage dans une compétition, ou un défi physique comme le fait le sujet, mobilise sa volonté et son affectivité, mais aussi son potentiel corporel, son intelligence et sa motivation. Ces différentes facettes de la personnalité doivent être examinées.
Les facteurs motivationnels sont les déterminants de la réussite sportive, surtout chez l'athlète de haut niveau. Ces facteurs sont imbriqués dans la personnalité et le caractère du sportif, d'où l'intérêt de réaliser un bilan psychologique de personnalité du sportif.

Une semaine avant le départ de « L'Autre Tour » le sujet a répondu aux questionnaires suivants :

A. **Auto-questionnaire de tempérament cyclo-thymique** (cf. annexe VI) : ce test permet d'évaluer la composante « bipolaire » du sujet, à savoir les variations d'humeur qui existent sur des périodes relativement longues.

B. **Auto-questionnaire d'hypomanie de Angst** (cf. annexe VII) : pour rechercher des signes d'hyperthymie c'est-à-dire d'hyperactivité pathologique.

➢ L'intérêt de ces deux questionnaires était de vérifier que les composantes thymiques du sujet ne seraient pas un biais dans la réalisation de cette épreuve.

C. Echelle d'anxiété sociale de Liebowitz (ou LSAS) (cf. annexe VIII) : permet d'apprécier l'anxiété relationnelle, de rechercher une phobie sociale.

➤ Son intérêt était de rechercher une anxiété sociale qui risquerait de modifier le comportement du sujet sur les trois semaines que dure « L'Autre Tour ».

D. Inventaire de personnalité d'Eysenck[18] (cf. annexe IX) : c'est un questionnaire qui permet de dégager le profil de la personnalité du sportif en appréciant deux dimensions de la personnalité :

➤ La stabilité de caractère et l'indice de névrosisme
➤ L'introversion et l'extraversion

Chacun de ces traits de caractères est mesuré au moyen de 24 questions.

a. Le Névrosisme et la stabilité émotionnelle :

Le névrosisme caractérise une hyperactivité émotionnelle et une faible tolérance aux situations stressantes (physiques ou psychologiques), conflictuelles et frustrantes. La stabilité émotionnelle correspond à la caractéristique opposée.
Des notes élevées en N (indice de névrosisme) traduisent donc une labilité émotionnelle importante, une anxiété, une hyper-réactivité aux évènements et une hypersensibilité à la frustration. Une note basse est le reflet d'une bonne maîtrise de soi-même et de la résistance au stress.

b. L'introversion et l'extraversion :

Des notes élevées en E (indice d'Extraversion) traduisent la tendance à l'expansivité de caractère, l'impulsivité, la non inhibition et la sociabilité. L'extraverti recherche des émotions fortes, prend volontiers des risques et a tendance à devenir agressif. Il préfère l'action à la réflexion.
Une note basse exprime l'introspectivité, la tranquillité de caractère et la réserve. L'introversion est l'opposé de l'extraversion. L'introverti n'aime pas les sensations fortes et prend au sérieux les actes de la vie quotidienne. Il contrôle ses sentiments et se conduit rarement de manière agressive.

Le questionnaire comporte également une échelle de mensonge noté L, plus la note en L est basse plus le sujet est sincère dans ses réponses. Cette note détermine si le sujet se fait une juste évaluation de lui-même, une bonne acceptabilité de lui-même.

E. Questionnaire de Personnalité pour le Sportif (cf. annexe X) :

Ce questionnaire permet d'évaluer cinq domaines de la personnalité du sportif de compétition :
- La motivation :
  - ✓ l'ambition,
  - ✓ l'estime de soi
- L'activité :
  - ✓ l'endurance, la persévérance, la détermination, l'obstination
  - ✓ la vitalité, la fatigabilité, l'énergie
  - ✓ la capacité de surpassement ou au contraire le manque d'affirmation
- Le contrôle de soi :
  - ✓ L'impulsivité et l'insouciance au contraire du contrôle, de la réflexion et de la pondération.
  - ✓ L'audace, la prise de risque, la spontanéité
  - ✓ La stabilité émotionnelle, la sensibilité.
  - ✓ La capacité de résistances aux pressions externes, critiques, stress.
- Le relationnel :
  - ✓ Introverti ou extraverti
  - ✓ La soumission, le manque de confiance ou au contraire la domination, la persuasion et l'aptitude au commandement
  - ✓ La tolérance, la passivité ou au contraire la combativité et l'agressivité
  - ✓ La sociabilité
  - ✓ L'autonomie, l'égocentrisme ou au contraire la coopération, l'abnégation de soi au profit d'un groupe
- La sincérité du sujet :
  - ✓ L'attention, le conformisme
  - ✓ La distance et la réserve ou au contraire le besoin d'approbation.

Le sujet répond dans ce questionnaire à 340 questions par vrai ou faux. Les résultats de ce questionnaire se reportent sur un graphique qui facilite l'interprétation (cf. résultats du QPS page 84).

2) Suivi psychologique :

A. Questionnaire abrégé de Beck (cf. annexe XI) :

La présentation de ce questionnaire a été extraite de l'ouvrage de JD Guelfi [19].

Ce questionnaire permet d'apprécier le retentissement de l'effort physique prolongé sur les composantes caractérielles du sujet évalué. Il s'agit d'une échelle d'autoévaluation. Il est demandé au sujet de remplir le questionnaire en entourant le numéro qui correspond à la proposition choisie. Il peut entourer, dans une série, plusieurs numéros si plusieurs propositions conviennent. Chaque item est constitué de 4 phrases correspondant à 4 degrés d'intensité croissante d'un symptôme : de 0 à 3. Dans le dépouillement, il faut tenir compte de la côte la plus forte choisie pour une même série. La note globale est obtenue en additionnant les scores des 13 items. L'étendue de l'échelle va de 0 à 39. Plus la note est élevée plus le sujet est déprimé.

Il permet d'alerter le clinicien en utilisant les différents seuils de gravité retenus par Beck et Beamesderfer[20] :

- De 0 à 4 : pas de dépression ;
- De 4 à 7 : dépression légère ;
- De 8 à 15 : dépression modérée ;
- Plus de 16 : dépression sévère.

Le sujet a répondu de manière régulière à ce questionnaire, tous les 5 à 7 jours environ. Il a commencé 10 jours avant le départ de « L'Autre Tour » et jusqu'à 2 mois après l'arrivée :

- Avant le départ : à J – 9 et J – 4
- Pendant « L'Autre Tour » : J + 5, J + 9, J + 14, J + 18
- Après l'arrivée : à 3 jours, 8 jours, 15 jours, 22 jours, 29 jours, 45 jours et 75 jours de l'arrivée.

B. Feuille d'auto analyse d'anxiété de Catell [21] (cf. annexe XII) :

Les différents traits de l'anxiété du sportif sont largement développés dans *la psychologie du sport de haut niveau*[22] :

L'anxiété se traduit par l'inquiétude, le sentiment d'insécurité, le doute et le manque de confiance en soi. La crainte de l'échec, fréquemment observée chez le sportif et associée à la valeur des adversaires, aux attentes de l'entraîneur et de l'environnement familial, à l'obligation de vaincre ou d'améliorer sa dernière performance, est un facteur propice à la génération de l'anxiété (Kroll, 1979). Cependant le stress, dans des limites modérées, joue un rôle efficace et motivant pour la réalisation de la performance (Murray, 1982). L'accoutumance à la compétition permet d'affronter et de se familiariser avec les agents stresseurs compétitifs et donc de contrôler l'anxiété. Mais si la tension émotionnelle est mal supportée en compétition, elle peut être source de désordres et l'anxiété peut se traduire par la perte des « moyens » en situation de compétition. C'est précisément l'objectif de l'entraînement de réduire la tension vis-à-vis des agents stresseurs. Kroll (1979) fait apparaître dans de nombreux travaux que les athlètes ont un niveau d'anxiété moindre que les non athlètes, et selon Weingarten (1982) il existe une corrélation négative entre des traits d'anxiété marqués chez le sportif et ses succès sportifs. A partir d'un certain niveau, l'anxiété joue un rôle défavorable sur la performance sportive.

S'il existe donc bien une composante anxieuse chez l'athlète, liée à la crainte de l'échec, le sportif de haut niveau mobilise moins d'énergie pour la contrôler, il est plus économe et plus efficace, et c'est là qu'il se distingue des non sportifs car il accepte, reconnaît et intègre l'influence bénéfique et stimulante de la composante anxieuse dans sa pratique sportive.

Il semble qu'un niveau modéré d'anxiété apparaît comme un facteur de réussite et un niveau élevé ou faible comme un facteur limitant, d'où l'intérêt de son évaluation en situation compétitive.

L'autoévaluation de l'anxiété par un questionnaire demeure l'approche la plus sensible pour le spécialiste.

Le sujet a répondu de manière régulière à un questionnaire d'autoévaluation de l'anxiété au même rythme que le questionnaire de Beck :

- Avant le départ : à J – 9.
- Pendant « L'Autre Tour » : J + 5, J + 9, J + 14, J + 18.
- Après l'arrivée : à 3 jours, 8 jours, 15 jours, 22 jours, 29 jours, 45 jours et 75 jours de l'arrivée.

3) Tenue d'un agenda du sommeil :

Le sommeil du sujet a été régulièrement suivi une semaine avant le départ de « L'Autre Tour » et jusqu'à deux semaines après l'arrivée.

Le suivi du sommeil est important en médecine du sport chez le sportif de haut niveau car sa durée, sa qualité et l'activité onirique peuvent être des marqueurs d'anxiété ou d'instabilité caractérielle réactionnels à la compétition.

La durée du sommeil, l'heure du coucher et du lever étaient répertoriés sur un agenda du sommeil. La qualité du sommeil, le nombre de réveil et l'activité onirique ont été répertoriés durant « l'Autre Tour », le matin au lever lors de l'interrogatoire médical quotidien.

DEUXIÈME ÉTAPE

DÉROULEMENT DU SUIVI QUOTIDIEN SUR LE TERRAIN

I. ORGANISATION DE LA JOURNÉE TYPE THÉORIQUE :

1) **Avant le petit déjeuner du sujet** : Examen clinique le matin au lever entre 7h et 8h

- ➤ Interrogatoire habituel de Guillaume : recherche de signes fonctionnels et surtout de tendino-myalgies, arthralgies, céphalées, troubles fonctionnels intestinaux, éventuelles infections ORL, douleurs périnéales.
- ➤ Mesure de la fréquence cardiaque (FC) au réveil.
- ➤ Prise de la pression sanguine artérielle (PSA) au lever.
- ➤ Mesure du poids après miction et calcul de l'Indice de Masse Corporelle.
- ➤ Evaluation de la fatigue sur l'échelle verbale numérique de 0 à 10.
- ➤ Mesure de la concentration d'Hémoglobine par appareil portatif.
- ➤ Mesure du taux d'Hématocrite par centrifugeuse mécanique.
- ➤ Examen des urines du matin par bandelette urinaire.
- ➤ Suivi nutritionnel : Relever une éventuelle prise alimentaire durant la nuit et noter la quantité de boisson prise depuis la veille au soir.
- ➤ Prises de sang certains matins pour bilan biologique standard et/ou hormonal par médecin ou infirmière, dans la chambre de l'hôtel du sujet : le 5, 8, 14, 18, 23 et 29 juillet.
- ➤ Questionnaire de fatigue de Pichot : tous les jours ou tous les deux jours en fonction des disponibilités du sujet.
- ➤ Questionnaire de surentraînement de la SFMS le 13/07 et le 24/07.
- ➤ Suivi psycho comportemental :
  - ✓ Mise à jour de l'agenda du sommeil : durée du sommeil, qualité du sommeil, perturbations nocturnes, rêves ou cauchemars, nombre de réveils.
  - ✓ Questionnaire de Beck et questionnaire de Catell tous les 4 à 5 jours.

2) **Du petit déjeuner au départ de l'étape**

Tous les aliments de Guillaume sont notés, pesés et photographiés.
Les prises alimentaires préparées par le cuisinier pour l'étape sont également notés, pesés et photographiés.

3) **Pendant l'étape**

Suivi nutritionnel : Toutes les prises alimentaires de Guillaume sont répertoriées tout au long de l'étape, ainsi que le nombre et le type de bidons pris (eau, avec sirop, ou solution énergétique de l'effort).

L'étape permet d'avoir du repos et un peu de disponibilité pour entrer chaque jour sur ordinateur toutes les données de la veille au soir et du matin.

4) A l'arrivée :

➢ Prise de la PSA dès l'arrivée
➢ Mesure de la FC à plusieurs reprises : à 30 min, 60 min et 120 minutes après l'arrivée.
➢ Mesure du taux d'hématocrite et de la concentration en hémoglobine à l'arrivée de certaines étapes.
➢ Collation à l'arrivée : la surveillance des prises alimentaires est constante et tout est répertorié rigoureusement.
➢ Mesure du poids du sujet à l'arrivée, après la douche.
➢ Examen des urines à l'arrivée par bandelette urinaire.
➢ Téléchargement sur l'ordinateur des informations du SRM training system (Puissance, FC, vitesse et cadence de pédalage) obtenues sur l'étape du jour.
➢ En accord avec le sujet, envoi quotidien aux différents médias du bilan médical de la journée.

5) Le soir

➢ Suivi nutritionnel habituel rigoureux : poids, quantité et photographie des aliments.
➢ Prise de la PSA au coucher.
➢ Prise de la FC au coucher.
➢ Estimation de la masse grasse par mesure des plis cutanés, un jour sur deux environ par la pince d'anthropométrie.
➢ Mesure du débit expiratoire de pointe par débimètre mécanique Peak Flow.
➢ Spirométrie électronique par le Piko6 un soir sur deux environ.

II. LA RÉALITÉ DU SUIVI SUR LE TERRAIN : Un véritable contre-la-montre

La journée théorique décrite précédemment correspond au suivi quotidien idéal du sujet dans les meilleures conditions. Sa description ne rend pas bien compte de ce qui se passe réellement sur le terrain.

Nous allons vous décrire la journée type telle qu'elle est réellement vécue: un véritable contre-la-montre.

Tous les jours, pendant trois semaines, c'est le même rituel : le réveil sonne aux alentours de 07h00, il faut rejoindre rapidement la chambre du sportif pour commencer l'interrogatoire et les examens. Suite à l'étape de la veille le sujet est affamé et chaque matin il ne souhaite qu'une seule chose : que l'examen se termine le plus vite possible pour pouvoir rejoindre le buffet du petit déjeuner de l'hôtel. Je relève sa FC de réveil qu'il a pris au lit avec le cardio-fréquencemètre, je lui prends sa tension artérielle, je le pèse, j'évalue sa fatigue sur une échelle verbale entre 0 et 10 et je contrôle l'urine du matin avec une bandelette réactive, lorsque le sujet a pensé à uriner dans un gobelet. Comme chaque matin le sujet présente une légère appréhension lorsque je dois lui piquer la pulpe d'un doigt afin d'obtenir une goutte de sang capillaire pour contrôler son hématocrite puis son hémoglobine.

Pendant ce temps je le questionne pour lui faire gagner un peu de temps car son ventre « gargouille » de plus en plus ! Comment s'est déroulé son sommeil (durée, qualité, endormissement, activité onirique, réveils) ? A-t-il bu ou mangé dans la soirée ou la nuit ? Je dois tout relever ! Se plaint-il de signes fonctionnels ? Pendant que ronronne la centrifugeuse de l'hématocrite, je finis de tout noter. Le sujet, lui, est déjà descendu au buffet.... Dès que la centrifugeuse libère enfin les tubes d'hématocrite pour lire le résultat je cours le rejoindre, mon carnet de note, ma balance alimentaire et l'appareil photo numérique sous le bras pour ne pas rater une miette de ce que mange notre cycliste ! Souvent lorsque j'arrive je lui retire littéralement le pain de la bouche pour le peser, car il ne peut souvent attendre quelques minutes de plus mon arrivée. Je photographie, je pèse, je note, et surtout je le surveille car même au bout de trois semaines il lui arrivait de manger « dans mon dos », et seul mon interrogatoire policier pluriquotidien me permettait de ne perdre aucune information alimentaire. Durant ce petit déjeuner où je m'affaire autour de la nourriture du sportif en attirant le regard curieux et étonné des résidents et du personnel de l'hôtel, les minutes défilent. J'ai tout juste le temps de m'alimenter à mon tour. Je cours ensuite rejoindre ma chambre pour ranger toutes les affaires et matériels médicaux quelques peu encombrants que je charge dans le camping-car de l'équipe de « L'Autre Tour ».

Et là c'est reparti pour une nouvelle épreuve : je dois contrôler ce que le cuisinier prépare à manger pour l'étape. Ce cuisinier Italien qui ne parle pas un mot de français ni d'anglais a mis du temps à comprendre qu'il fallait que je contrôle et pèse toute l'alimentation du sujet, et je pense même qu'il n'a jamais vraiment compris l'utilité de ce suivi, n'ayant jamais pu lui expliquer clairement. Il a d'ailleurs fallu du temps pour que toute l'équipe comprenne cela, et jusqu'au dernier jour il y avait toujours une personne de l'équipe qui fournissait le cycliste en quelconques collations sans le me le dire. Heureusement la vigilance régnait de mon côté. Tous les jours à chaque instant j'étais donc obligé de le suivre comme son ombre. De là dépendait la réussite et la qualité de notre étude alimentaire.

Après avoir relevé l'alimentation dans le camping-car, je cours auprès de Guillaume pour qu'il réponde aux questionnaires du jour : le questionnaire de Pichot le plus souvent mais parfois ceux auxquels il ne voulait pas répondre la veille au soir car se sentant trop fatigué.

Dans l'autre véhicule qui suit notre cycliste, je ne suis pas toujours là pour contrôler les apports hydriques et alimentaires. J'ai donc dû instaurer un système assez simple pour que tout le monde l'adopte et le comprenne : à chaque fois qu'on délivrait de la nourriture au sujet il fallait remplir des cases. Il y avait donc des cases pour les fruits secs, des cases sandwichs, banane, compote, bidon, etc... Il est clair que si je n'avais pas été derrière chacun des membres de l'équipe le suivi alimentaire aurait été biaisé.

Nous sommes fin prêt à partir pour l'étape du jour, quelques minutes encore pour vérifier que rien n'a été oublié et c'est parti ! Je m'installe dans le camping-car et j'allume mon ordinateur portable pour quelques heures de travail afin de mettre à jour, rentrer et classer toutes les données de la veille au soir et du jour même. Il était indispensable d'être rigoureux dans ce travail quotidien sinon le retard s'accumulait avec son lot d'oublis. Je devais donc tenir à jour le journal de bord : examens cliniques et paracliniques, questionnaires, le suivi alimentaire (le plus gros dossier quotidien) et la rédaction d'un bulletin quotidien pour des médias avec lesquels travaillait Guillaume. Après tout cela il me reste du temps avant la fin de l'étape pour souffler un peu, tout en restant vigilant sur le suivi alimentaire du sujet !

A l'arrivée de l'étape Guillaume est peu disponible, il est sollicité (voire harcelé) par les médias à qui il doit envoyer le bulletin quotidien, toujours avec un impératif horaire alors que l'hôtel que nous devons rejoindre est rarement à proximité. Nous avons souvent droit à une bonne heure de trajet. A son arrivée je lui prends la PSA, je contrôle la FC à un rythme régulier (à 30 min, 60 min et 120 minutes de l'arrivée), mais surtout je reste à proximité de lui encore une fois pour contrôler sa prise alimentaire. Après ces 6 à 7 heures de vélo quotidien notre cycliste est fatigué, mais il est aussi préoccupé par la chronique qu'il doit envoyer aux médias avec lesquels il travaille et il est peu réceptif à mes questions.

Arrivés à l'hôtel, chacun regagne sa chambre, je laisse à Guillaume le temps de prendre sa douche, puis je le pèse et contrôle la densité de ses urines. Je capture les informations quotidiennes enregistrées par le système SRM sur mon ordinateur puis je me mets à rédiger le bulletin médical quotidien pour les médias. Je fais bien entendu quelques allers-retours dans sa chambre pour contrôler ses prises alimentaires.

A l'heure du dîner, préparé par Claudio, le cuisinier italien, je m'installe comme toujours obligatoirement à côté du sujet pour peser, photographier et noter ses prises alimentaires.

Après le dîner, je lui prends les plis cutanés à l'aide de ma pince pour mesurer sa masse grasse, tous les deux jours environ, je le fais souffler dans le débitmètre mécanique et/ou le spiromètre électronique.

Avant qu'il ne se couche je lui fournis les questionnaires du suivi psycho comportemental auxquels il devrait répondre, je lui prends une dernière fois la tension artérielle et lui rappelle de bien prendre sa FC au coucher avec le cardio-fréquencemètre et surtout de ne pas oublier de me dire le lendemain matin s'il a mangé quelque chose. Le leitmotiv de la journée : Ne rien oublier !

Il est tard, je pars me détendre et me coucher après une journée bien remplie et surtout les 6 à 8 heures de voiture quotidiennes, car dès le lendemain tout est à recommencer ! A ce rythme là, les trois semaines de « L'Autre Tour » allaient forcément passer très vite.

➢ Cette expérience de suivi médical d'un cycliste sur le terrain nous a montré que :

Tout d'abord un suivi médical rigoureux oblige à être constamment derrière le sportif et à le solliciter fréquemment. Cette relation rapprochée avec le sportif est susceptible de générer des tensions chez une personne qui est déjà fragilisée par la fatigue des épreuves sportives qui se succèdent. Il est donc obligatoire à certains moments de retarder ou annuler un examen pour gagner la confiance et le respect du sujet ; il faut être consensuel et parfois passer inaperçu. L'équipe de « L'Autre Tour » était composée de 7 personnes qui ne se connaissaient pas et qui ont partagé trois semaines de vie commune rapprochée avec une intimité réduite. Comme dans toute équipe sportive il y a des moments de tension et de nervosité qui peuvent apparaître et qui sont des paramètres à prendre en compte dans le suivi médical du sportif. Il n'est donc pas toujours possible de respecter le plan théorique de ce qui avait été planifié avant le départ de l'épreuve.

Deuxième point : il faut une vraie rigueur pour s'appliquer à réaliser tous les objectifs prédéterminés. Il était nécessaire de rechercher la perfection lorsqu'on réalisait ce genre de suivi médical car il existait toujours des imprévus et impondérables qui étaient sources d'erreurs. Il ne fallait pas de relâchement ni de moment d'inattention sur les trois semaines de suivi, et plus particulièrement concernant les prises alimentaires.

➢ Le suivi médico-sportif du sujet, et par extension celui de n'importe quel athlète d'endurance sur le terrain est particulier pour plusieurs raisons :

- **Le sujet n'est pas un malade** : donc la présence médicale n'est pas perçu comme indispensable.
- **Il n'est pas un patient non plus**: Le sujet ne venait pas rendre visite au médecin pour se tenir entièrement à sa disposition et se faire examiner. Dans ce suivi médical c'était le médecin qui sollicitait le sportif, et non l'inverse.
- **La disponibilité**: Il n'était pas toujours disponible pour plusieurs raisons : fatigue, manque de motivation (contrairement au médecin qui le suit), pas envie de se faire examiner ou de réaliser des tests, tension au sein de l'équipe…
- **La fatigue** : Pendant les créneaux horaires disponibles pour examiner le sportif entre les étapes, le sujet était fatigué, d'où aussi un certain manque de motivation compréhensible qui pouvait biaiser la réalisation et le résultat de certains examens. Raison pour laquelle il était préférable de répondre aux questionnaires plutôt dans un moment de calme (le soir dans le lit par exemple), ou le matin au lever.
- **La compliance du sportif** : Celle-ci n'est pas toujours forte car il ne comprenait pas toujours l'intérêt de refaire des examens, de réaliser certains tests ou leur but exact. Ceci était également un autre risque de biais.

Dans notre cas, les choses ont été cependant bien facilitées par la volonté de Guillaume Prébois d'être le plus disponible possible, et d'être le « cobaye idéal ».

III. EN SYNTHÈSE

Le suivi médico-sportif global d'un cycliste pendant trois semaines par une seule personne est tout à fait réalisable et peut permettre de mesurer quotidiennement et avec précision l'apport nutritionnel, les taux d'hématocrite et d'hémoglobine, les données anthropométriques, physiologiques, psychologiques, de réaliser plusieurs fois par jour un examen physique, et d'organiser des examens biologiques.

Le travail qui a pris le plus de temps dans ce suivi a été le contrôle journalier des apports alimentaires car il nécessite une présence constante auprès du sujet pour surveiller, peser et répertorier toutes les prises.

TROISIÈME ÉTAPE

RÉSULTATS

TEMPS TOTAL : 125 heures
DISTANCE PARCOURUE : 3550 km
VITESSE MOYENNE : 28,5 km/h

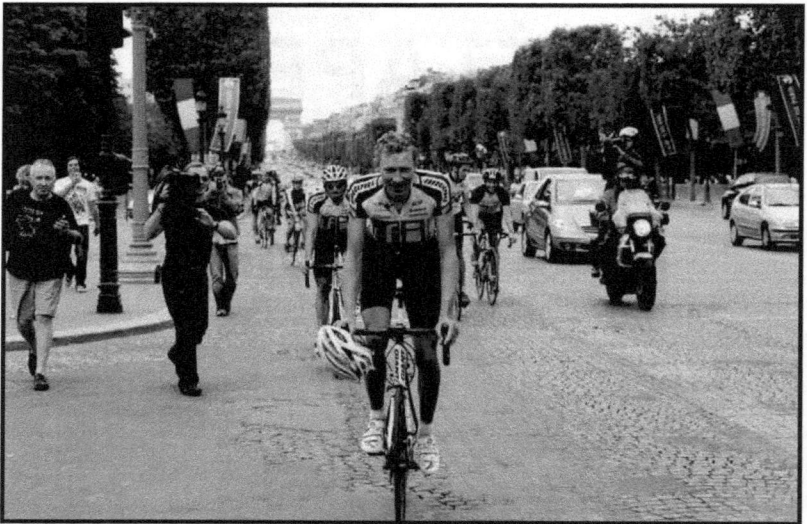

Arrivée triomphale sur les Champs-Elysées

Les étapes de « L'Autre Tour » détaillées :

ÉTAPES	DISTANCE (km)	TEMPS	VITESSE (km/h)
ETAPE 1	205,7	6h39	30,9
ETAPE 2	170	4h54	34,6
ETAPE 3	239,1	7h37	31,3
ETAPE 4	194,2	6h50	28,4
ETAPE 5	182,1	6h26	28,3
ETAPE 6	200	6h30	30,7
ETAPE 7	203,5	7h36	26,8
ETAPE 8	169,3	7h32	22,5
REPOS 1			
ETAPE 9	161,6	6h03	26,7
ETAPE 10	229,4	7h31	30,5
ETAPE 11	173,9	5h22	32,3
ETAPE 12	192	6h35	29,2
ETAPE 13	49	1h23	35,1
ETAPE 14	197,2	7h56	24,8
ETAPE 15	196,2	8h29	23,1
REPOS 2			
ETAPE 16	218,4	9h16	23,6
ETAPE 17	192,2	6h44	28,5
ETAPE 18	213	6h42	31,8
ETAPE 19	55,5	1h29	37
ETAPE 20	105	3h30	30

*(En rouge : Haute montagne, en vert : contre-la-montre,
en orange : semi-montagne)*

Nous allons maintenant vous dévoiler les différents résultats du suivi médico-sportif et les conséquences d'une telle épreuve d'un point de vue clinique, anthropométrique, physiologique, biologique, hormonal, nutritionnel et psychologique.

L'interprétation et la discussion de chacun de ces résultats seront développées dans le chapitre *discussion*.

I. CONSÉQUENCES CLINIQUES

1. Symptômes rencontrés par le sujet par ordre chronologique d'apparition

- ### Symptômes digestifs durant la 1ère semaine

Avant le début de « L'Autre Tour » le sujet se plaignait déjà de multiples symptômes gastro-intestinaux : diarrhée (selles fréquentes, abondantes et liquides), douleurs abdominales à type de crampes, dyspepsie. Tous ces symptômes se sont par la suite majorés la première semaine du Tour jusqu'à la présence de sang dans ses selles à plusieurs reprises.
Ces symptômes ont duré une semaine environ.

- ### Douleur du périnée en fin de 1ère semaine

Les lésions dues aux frottements et à la compression du périnée sur la selle ont été responsables d'une irritation locale.

- ### Diminution de « vitalité » en fin de 1ère semaine

A la fin de la première semaine le sujet se plaignait d'une diminution de sa « libido » selon ses propres termes (« libido » : terme qui signifie désir mais signification étendue de nos jours aux désirs sexuels). D'une manière plus générale, son ressentiment était en fait plutôt une diminution globale de tous ses désirs, mêlée d'une diminution de la volonté et de l'activité. Il ne tenait plus compte, disait-il, de son apparence physique ou vestimentaire, n'avait plus de désir ou d'envie d'aucune sorte. Ses journées étaient habituellement rythmées par l'alimentation, l'étape du jour, le sommeil, et le travail journalistique qu'il devait obligatoirement réaliser pour les besoins de sa profession. Les jours se suivaient les uns après les autres et semblaient tous se ressembler.

- ### Traumatisme physique cutané solaire la 2ème semaine

Sur le parcours du Tour de France 2007, le sujet a bénéficié d'une météo plutôt clémente par rapport aux autres années, les effets négatifs du soleil ne se sont ressentis qu'à l'issue de la 10ème étape (Tallard – Marseille : 230 Km). Il a souffert de brûlures du premier degré (« coup de soleil ») sur les avants bras et bras, notamment au niveau de la zone cutanée qui se découvrait au bout des manches courtes du maillot et qui n'était habituellement pas exposée au soleil.

- **Atteinte de l'appareil musculo-tendineux**

  - Tendinopathies de l'appareil extenseur en début de 3ème semaine

A la fin des étapes pyrénéennes le sujet s'est plaint d'une douleur des tendons rotuliens. Ces douleurs réapparaissaient le lendemain sur les étapes de plat dès qu'il se mettait en danseuse. Il a présenté une tendinopathie bilatérale des tendons rotuliens.

  - Courbatures et crampes

Les courbatures étaient fréquentes la nuit, mais il n'a jamais souffert de crampes, sauf le lendemain de l'arrivée sur Paris ou une crampe d'apparition nocturne est survenue pour la première fois sur les trois semaines.

- **Conséquences physiques après l'arrivée :**

  - Au cours de la première semaine post Tour :

Après l'épreuve le sujet n'a fait aucune activité physique pendant cinq jours. Il a ressenti un syndrome oedémateux sur tout le corps, notamment aux membres inférieurs, une sensation de jambes lourdes, des courbatures, des crampes très fréquentes les 10 premiers jours, alors qu'il n'en avait jamais souffert durant « L'Autre Tour », ainsi que des phénomènes de « spasmophilie » (entité clinique assez flou avec : symptômes à type de myoclonies, tremblements, paupière qui saute, spasmes douloureux intestinaux, contractures). Il n'a pas eu de pathologie infectieuse, notamment ORL.

  - Après la première semaine post Tour :

Durant les semaines qui ont suivies le sujet s'est entraîné de manière régulière, environ 2h30 par jour, 6 fois par semaine, et ses sensations sur le vélo étaient très bonnes : il avait l'impression d'avoir « des meilleures jambes » qu'avant, de développer plus de puissance sur le vélo, et une sensation d'être plus « sec » (ce qui était vrai puisque sa masse grasse était passée de 11% à 8%). Il disait ne ressentir aucune séquelle physique de « L'Autre Tour », comme si cette épreuve était déjà lointaine. Durant le mois qui suivait l'arrivée, le poids du sujet est resté stable autour de 73,5 kg.

2. Evaluation de la fatigue

a. Evaluation par échelle verbale numérique (EVN) de 0 à 10 :

Courbe d'évolution du score de fatigue sur l'EVN durant les trois semaines de l'épreuve :

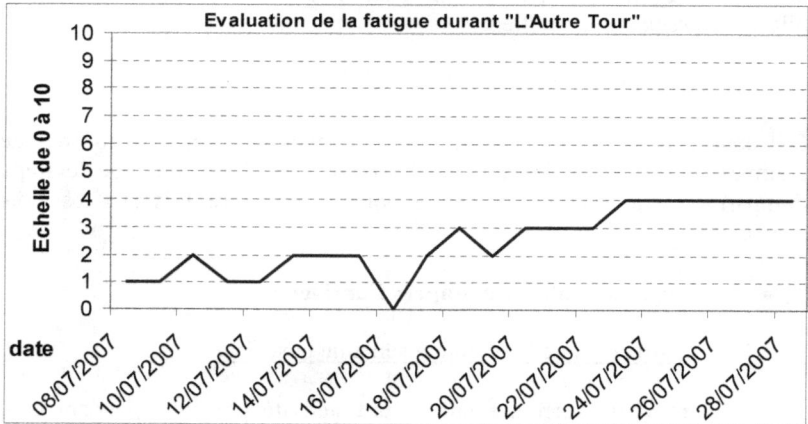

Evaluation de la fatigue durant "L'Autre Tour"

b. Evaluation par Echelle de fatigue de Pichot (cf. annexe I):

✓ Les résultats sont les suivants (en rouge durant « L'Autre Tour ») :

Questionnaire de fatigue de Pichot			
DATE	SCORE	DATE	SCORE
28-juin	5	22-juil	3
06-juil	0	24-juil	6
07-juil	2	27-juil	6
10-juil	7	**31-juil**	3
11-juil	4	**02-août**	8
13-juil	3	**04-août**	11
15-juil	2	**06-août**	8
17-juil	0	**08-août**	9
19-juil	3	**10-août**	12
20-juil	5		

(En rouge pendant « L'Aure Tour »)

✓ Courbe évolutive du score de Pichot (en rouge durant « L'Autre Tour ») :

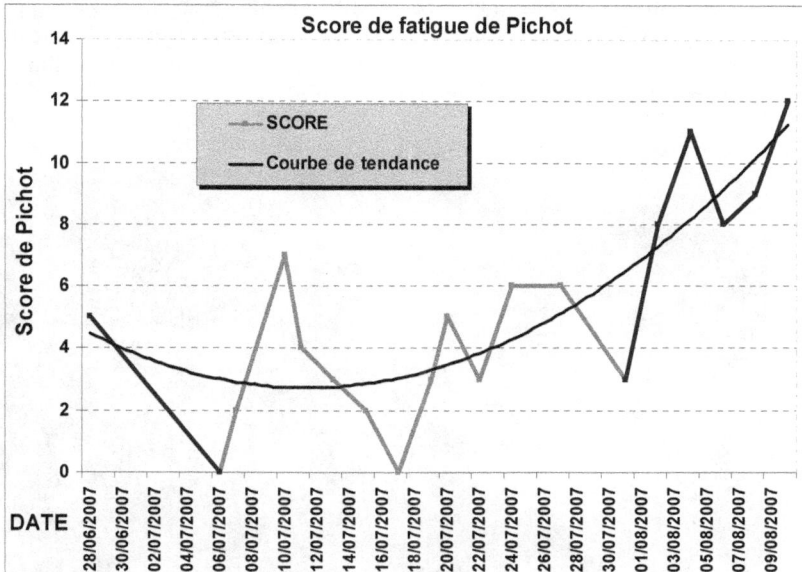

➤ Pour rappel : un score > 20 est considéré comme pathologique[2].
➤ <u>Résultat</u> : Pas de fatigue pathologique consécutive à « L'Autre Tour »

3. Recherche d'un syndrome de surentraînement

✓ Le score de surentraînement, déterminé par les réponses aux questionnaires de surentraînement de la SFMS, est récapitulé dans le tableau suivant :

DATE	SCORE SUR 54	DATE	SCORE SUR 54
06/06/2007	8	24/07/2007	9
29/06/2007	8	31/07/2007	6
13/07/2007	7	26/08/2007	2

(En rouge pendant « L'Aure Tour »)

✓ La mesure des sept échelles visuelles analogiques du questionnaire de surentraînement de la Société Française de Médecine du Sport (cf. annexe II) portant sur la performance, l'état physique, la fatigue, la récupération, l'état psychologique, la force musculaire et l'endurance ne montre pas de différence significative avant, pendant et après « L'Autre Tour ».

✓ Les résultats du questionnaire de la SFMS ne semblent pas évoquer de syndrome de surentraînement si on se base sur ce que préconisent certains auteurs, à savoir que le sujet mérite une surveillance rapproché si le score est supérieur à 10 [6].

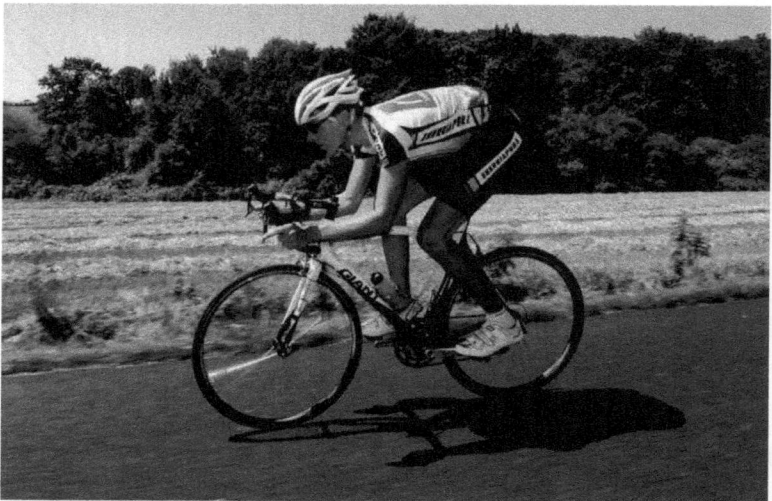

A toute vitesse sur les plaines du Nord-Est de la France

II. CONSÉQUENCES ANTHROPOMÉTRIQUES

1. **Poids** :

Le poids du sujet est resté relativement stable durant les 3 semaines de « L'Autre Tour » : il a varié entre 72kg et 69 kg (cf. courbe), avec un Indice de Masse Corporelle (IMC) allant de 20,7 à 19,8 au minimum.

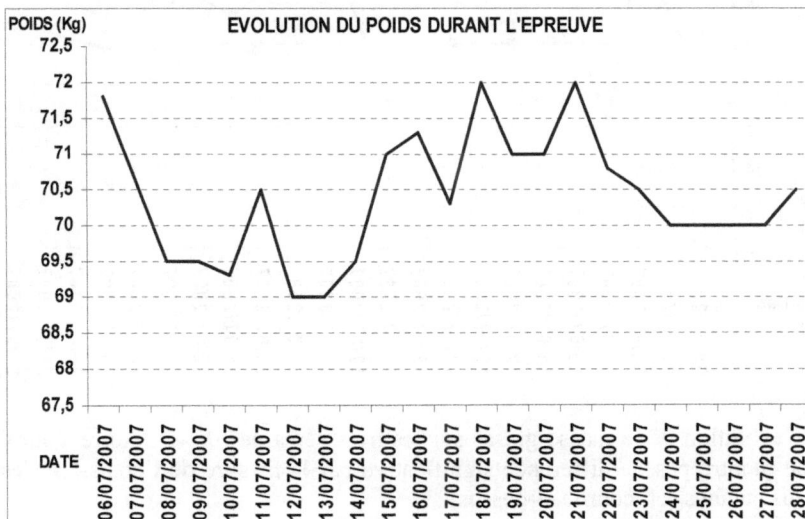

2. Composition corporelle

- *Par méthode manuelle avec mesure des plis cutanés par pince d'anthropométrie Harpenden Caliper :*

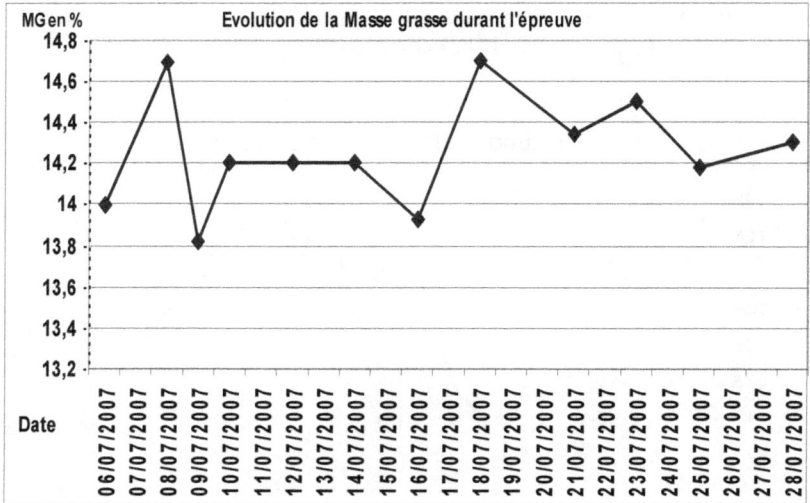

MG en %   Evolution de la Masse grasse durant l'épreuve

Date : 06/07/2007, 07/07/2007, 08/07/2007, 09/07/2007, 10/07/2007, 11/07/2007, 12/07/2007, 13/07/2007, 14/07/2007, 15/07/2007, 16/07/2007, 17/07/2007, 18/07/2007, 19/07/2007, 20/07/2007, 21/07/2007, 22/07/2007, 23/07/2007, 24/07/2007, 25/07/2007, 26/07/2007, 27/07/2007, 28/07/2007

L'évolution de la masse grasse sur les trois semaines de « L'Autre Tour » ne montre pas de différence significative par la mesure de l'épaisseur des plis cutanés (cf. courbe ci-dessus).

La mesure faite avant et après « L'Autre Tour » par cette même méthode ne montre également aucune différence. La masse grasse est restée stable, autour de 14%.

- *Absorptiométrie biphotonique aux rayons X (DEXA)* :

Tous les détails des résultats obtenus par la DEXA se trouvent en annexe III.

➢ La mesure de la masse grasse réalisée 6 jours avant le départ et 3 jours après l'arrivée montre :
- une diminution significative de la masse grasse de près de 3 points : de 11% à 8,2% du poids du corps.
- une perte totale de 1,9 kg de masse grasse.
- cette diminution concerne essentiellement la graisse abdominale viscérale avec une perte nette de 940 g.

➢ La mesure de la masse maigre retrouve :
- une augmentation de la masse maigre de 2,2 kg
- un gain musculaire au niveau des membres inférieurs de l'ordre de 1,2 kg.

➢ Le contenu minéral (osseux) ne montre pas de différence significative entre les deux mesures.

➢ Tableau récapitulatif :

	AVANT	APRES	EVOLUTION
Masse Grasse (en %)	11%	8,2%	- 3
Masse Grasse (en Kg)	7,5	5,6	- 1,9
Masse maigre (en Kg)	61	63,2	+ 2,2

III. RÉSULTATS DU SUIVI PHYSIOLOGIQUE

1) Evolution de la fréquence cardiaque (FC) à l'effort:

➤ La mesure de la FC moyenne sur toutes les étapes (sauf les contre-la-montre) semble montrer une diminution progressive (courbe ci-dessous) :

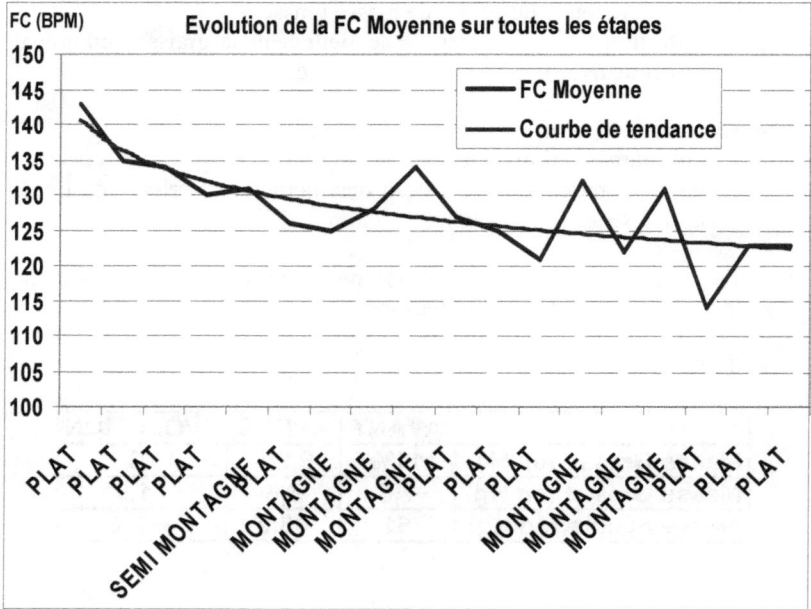

Si on exclut de la courbe précédente les FC moyennes des étapes de montagne puisque leur profil technique et leur dénivelé ne permettent pas de les comparer avec les autres étapes, on obtient une diminution progressive encore plus nette, de 10% environ (cf. tableau et courbe ci-après) :

Etapes de PLAT ou SEMI MONTAGNE	FC Moy
ETAPE 1: LONDRES - CANTERBURY	143
ETAPE 2: DUNKERQUE - GAND	135
ETAPE 3: WAREGEM - COMPIEGNE	134
ETAPE 4: VILLERS-COTTERET - JOIGNY	130
ETAPE 5: CHABLIS - AUTUN	131
ETAPE 6: SEMUR EN AUXOIS – BOURG EN BRESSE	126
ETAPE 10: TALLARD - MARSEILLE	127
ETAPE 11: MARSEILLE - MONTPELLIER	125
ETAPE 12: MONTPELLIER - CASTRES	121
ETAPE 17: PAU - CASTELSARRASIN	114
ETAPE 18: CAHORS - ANGOULEME	123
ETAPE 20: MARCOUSSIS - PARIS	123

Tableau récapitulatif des FC moyennes sur étapes de PLAT et Semi-Montagne

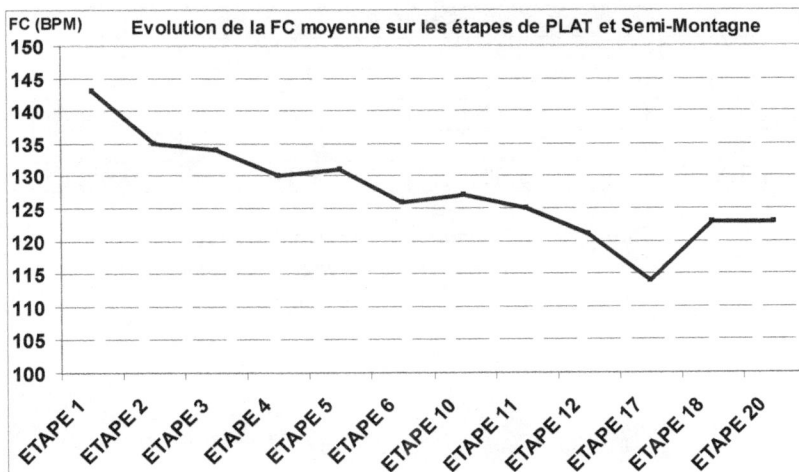

> Le calcul du pourcentage de temps passé dans chacune des zones prédéterminées de FC (cf. méthodologie page 26) sur chaque étape est le suivant :

ETAPES	FREQUENCE CARDIAQUE (BPM)		
	<150	150< FC <170	>170
ETAPE 1	77,2%	22,6%	0,2%
ETAPE 2	95,3%	4,7%	0%
ETAPE 3	93,9%	6,1%	0%
ETAPE 4	99%	1%	0%
ETAPE 5	92,3%	7,4%	0,3%
ETAPE 6	99,8%	0,2%	0%
ETAPE 7	93%	7%	0%
ETAPE 8	96,2%	3,8%	0%
REPOS 1			
ETAPE 9	64,6%	35,4%	0%
ETAPE 10	98,4%	1,5%	0,1%
ETAPE 11	99,8%	0,2%	0%
ETAPE 12	91,7%	8,3%	0%
ETAPE 13	67,8%	32,2%	0%
ETAPE 14	81,3%	18,7%	0%
ETAPE 15	99,8%	0,2%	0%
REPOS 2			
ETAPE 16	88,4%	11,6%	0%
ETAPE 17	100%	0%	0%
ETAPE 18	99,3%	0,7%	0%
ETAPE 19	71,9%	28,1%	0%
ETAPE 20	96,6%	2,8%	0,6%

Zones de FC à chaque étape exprimées en %
(En rouge : Haute montagne, en orange : Semi-montagne,
en vert : Contre-la-montre)

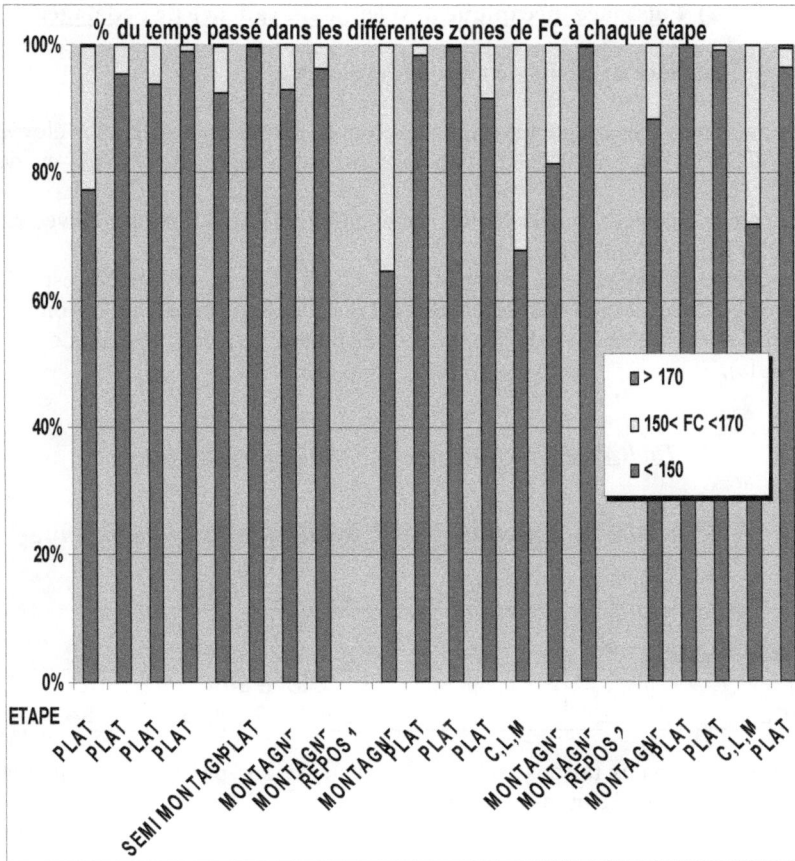

% du temps passé dans les différentes zones de FC à chaque étape

Légende :
- ▨ > 170
- ☐ 150< FC <170
- ▨ < 150

Axe des étapes : PLAT, PLAT, PLAT, PLAT, SEMI MONTAGNE, PLAT, MONTAGNE, MONTAGNE, REPOS 1, MONTAGNE, PLAT, PLAT, PLAT, C.L.M, MONTAGNE, MONTAGNE, REPOS 2, MONTAGNE, PLAT, PLAT, C.L.M, PLAT

Rappel (cf. méthodologie) :

✓ Zone dite « de récupération » : FC < 150 bpm
✓ Zone de travail « aérobie active » : 150 < FC < 170 bpm
✓ Zone au dessus du seuil aérobie (SV1) : FC > 170 bpm

69

2) Puissance mécanique développée et cadence de pédalage:

➢ Puissance mécanique moyenne développée :

La puissance mécanique moyenne développée sur les étapes est plus élevée en CONTRE-LA-MONTRE par rapport aux étapes de PLAT et de MONTAGNE.
La cadence de pédalage est la plus basse en MONTAGNE et plus élevée en CONTRE-LA-MONTRE.
La puissance moyenne développée sur le PLAT et en MONTAGNE est assez proche : ce qui les différencie c'est la cadence de pédalage, et donc les braquets utilisés (il a développé plus de puissance à chaque coup de pédale).

Tableau récapitulatif sur les 8 étapes enregistrées :

	NBRE	ENREGISTRÉS	PUISSANCE Moy	CADENCE
PLAT	11	3	180 Watts soit 2,53 W/Kg	77
MONTAGNE	6	3	193 Watts soit 2,71 W/Kg	**68**
CLM	2	2	**248 Watts** soit 3,49 W/Kg	**84**

Rappel : Pour des raisons techniques nous n'avions pas pu enregistrer la puissance sur les 12 premières étapes.

➤ Répartition de l'intensité des puissances mécaniques développées sur les étapes :

Sur les 8 étapes qui ont été enregistrées nous avons classé le pourcentage de temps de course passé dans les différentes zones de puissance prédéterminées.

<u>Rappel</u> : L'intensité des efforts fournis par le sujet est classée en 4 zones en fonction de la puissance mécanique développée (cf. méthodologie):

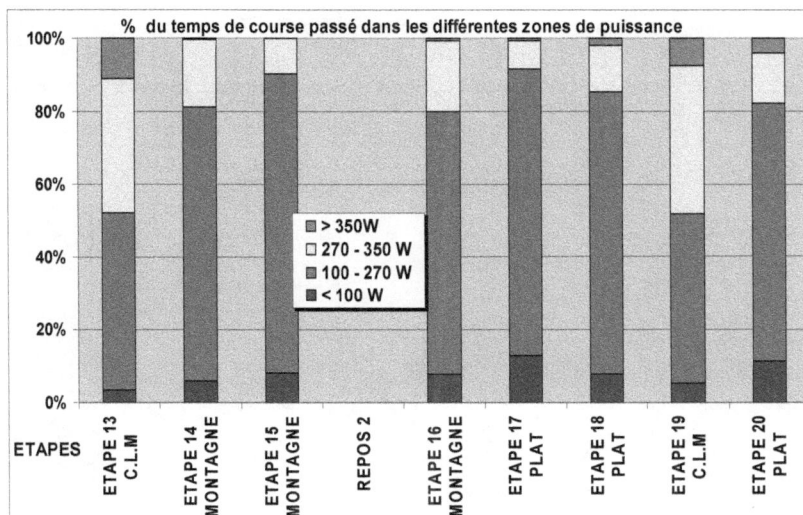

% du temps de course passé dans les différentes zones de puissance

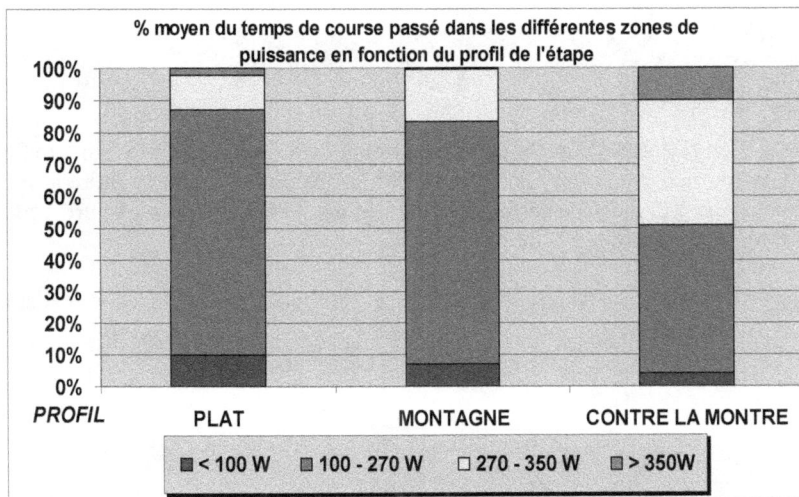

% moyen du temps de course passé dans les différentes zones de puissance en fonction du profil de l'étape

3) **Résultats du suivi cardio-tensionnel**

- Pression sanguine artérielle (PSA) :

Le suivi de la PSA matin et soir et à l'arrivée des étapes n'a jamais montré d'hypertension artérielle (c'est-à-dire > 140/90 mm Hg).
La surveillance tensionnelle à l'arrivée des étapes montrait une PSA plus basse qu'avant entre 110/70 et 120/80 mm Hg de moyenne.

- La fréquence cardiaque de repos (FC repos) :

Le suivi évolutif de la FC de repos prise le matin au lever par cardio-fréquencemètre est le suivant :

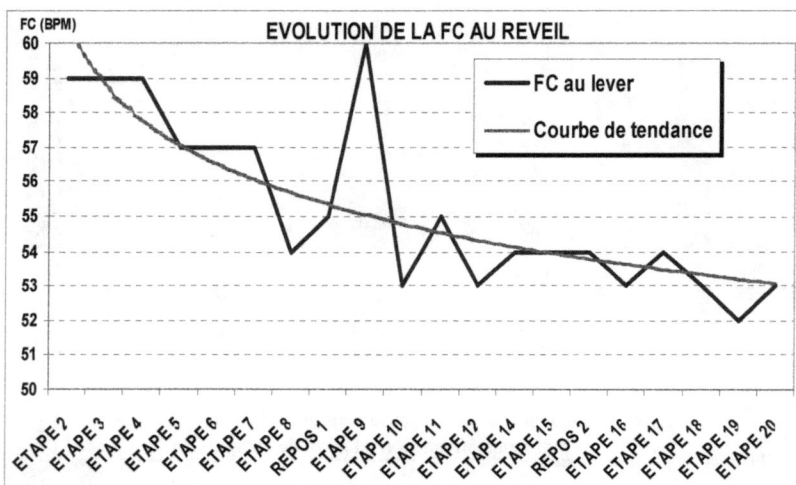

Nota Bene : l'élévation de la FC de repos à 60/min le 16/07 (lendemain d'une journée de repos) est isolée et doit probablement correspondre à une prise de la FC dans de mauvaises conditions. On peut donc exclure cette élévation isolée de la FC de repos.

Au total : On observe une tendance à la diminution de la FC de repos sur « L'Autre Tour ».

4) Résultats des explorations fonctionnelles respiratoires

✓ Les explorations fonctionnelles respiratoires réalisées avant et après « L'Autre Tour » ne montrent aucune modification des capacités respiratoires mesurées par spirométrie et pléthysmographie dans le service d'Exploration de la Fonction Respiratoire du CHU Larrey à Toulouse.

✓ La mesure du débit expiratoire de pointe par débitmètre mécanique ou « peak flow » pendant « L'Autre Tour » est restée stable entre 750 et 800 l/min. Il n'y a pas eu de répercussion sur le débit expiratoire de pointe, c'est-à-dire sur les bronches de gros calibre.

✓ Le suivi du VEMS, VEM6 et du rapport VEMS/VEM6 par spiromètre électronique (Piko6) ne montre pas non plus d'apparition de syndrome obstructif.

5) Résultats des tests d'aptitude à l'exercice

Les résultats des tests d'aptitude à l'exercice pratiqués dans le service de Médecine du Sport du CHU Larrey avant et après « L'Autre Tour » sont récapitulés dans le tableau suivant :

RESULTATS DU TEST	DEPART J–6	ARRIVEE J + 3
VO2 Max	4,8 l/min **68 ml/kg/min**	4,9 l/min **69 ml/kg/min**
Puissance Maximale Aérobie (PMA)	420 watts	390 watts
FC maximale mesurée	192 bpm	186 bpm
Seuil aérobie (SV1)	3,9 l/min 80% VO2Max	3.8 l/min 76% VO2Max
Puissance au seuil aérobie	270 watts	270 watts
FC au seuil aérobie	170 bpm	167 bpm
Seuil anaérobie (SV2)	4,56 l/min 93% VO2 Max	4,56 l/min 93% VO2 Max
Puissance au seuil anaérobie	350 watts	350 watts
FC au seuil anaérobie	180 bpm	180 bpm
Taux maximal de lactates mesuré	**8,7 mmol/l**	**7.9 mmol/l**

IV. RÉSULTATS BIOLOGIQUES

1) Bilans biologiques sanguins standard :

Les résultats des prises de sang sont tous affichés dans le tableau suivant (les résultats surlignés seront développés dans le chapitre *discussion*) :

EXAMENS BIOLOGIQUES						
Le matin à jeun	J-6 28/06	14/07	18/07	23/07	29/07	J+3 31/07
Hémogramme						
Hématies (T/l)	4,99	4,9	4,86	4,62	5,1	5,1
Leucocytes (G/l)	6,7	7,8	8,5	7,1	8,1	7,1
Hémoglobine (g/dl)	13,4	13	13,6	12,7	14,7	14
Hématocrite	41,5	42	41,6	39,5	44	43
VGM (fl)	83,2	85	86	85	87	84,3
CCMH (g %)	32,3	31	32,7	32	33	32,6
TCMH (picog)	26,9	26,5	28	27	29	27,5
Réticulocytes (G/l)	29,9 -0,60%	69 -1,40%	49,09 -1,01%	46,66 -1,01%	46,4 -0,91%	42,3 -0,80%
Formule sanguine						
PN neutro(G/l)	3,08 -46%	4,45 -57%	5,34 -62,80%	4,54 -64%	4,29 -53%	4,33 -61%
PN éosino(G/l)	0,067 -1%	0,16 -2%	0,15 -1,70%	0,14 -2%	0,16 -2%	0,071 -1%
PN baso(G/l)	0	0,08 -1%	0,034 -0,40%	0	0	0
Lymphocytes (G/l)	3,21 -48%	2,5 -32%	2,41 -28,40%	1,99 -28%	2,99 -37%	2,34 -33%
Monocytes (G/l)	0,33 -5%	0,62 -8%	0,57 -6,70%	0,43 -6%	0,65 -8%	0,35 -5%
Plaquettes (G/l)	196	208	249	241	308	256
VS 1ère heure		2	2	4	5	5
VS 2ème heure		5	6	12	16	16
Sodium (mEq/l)	140	138	139	136	135	139
Potassium(mEq/l)	3,8	4,3	3,8	4,4	4,5	4,1

Le matin à jeun	J-6 28/06	14/07	18/07	23/07	29/07	J+3 31/07
CRP (mg/l)	0,9	1,5	**12**	2	<6	0,8
CPK (UI/l)	128	139	147	142	98	119
Ferritine (µg/l)	23					**10**
Créatinine (µmole/l)	93					81
Glucose (mmole/l)	5,07					5,4
Cholestérol (mmole/l)	3,94					4,47
HDL	1,47					1,66
VLDL	0,32					0,4
LDL	2,15					2,41
Triglycérides (mmol/l)	0,71					0,87
Gamma GT (UI)	13					16
TGO (UI)	23					26
TGP (UI)	23					31
Glutamine (mmole/l)	518					532
TSH us	1,6					
Electrophorèse des protéines sériques (g/l - %)						
Protéines Totales	68	67	75	67	**80**	72
Albumine	44,7	43,5	**48,5**	43,6	48,3	44,1
	-65,7	-65%	-64,70%	-65,10%	-60,40%	-63,80%
Alpha1 globulines	0,9	1,7	2,1	1,9	1,8	1,1
	-1,4	-2,60%	-2,80%	-2,80%	-2,20%	-1,60%
Alpha 2 globulines	7,4	6,9	7,9	7	**10,5**	**8,1**
	-10,8	-10,30%	-10,50%	-10,50%	**-13,10%**	**-11,80%**
Béta 1 globulines	6,9 (β1+2)	3,9	4,4	3,9	10 (β1+2)	8 (β1+2)
	-10,10%	-5,80%	-5,80%	-5,80%	-12,50%	-11,60%
Béta 2 globulines		2,9	3,5	3		
		-4,40%	-4,70%	-4,50%		
Gamma globulines	8,1	8	8,6	7,6	9,5	7,7
	-12%	-11,90%	-11,50%	-11,30%	-11,90%	-11,20%
Rapport A/G	1,92	1,86	1,83	1,9	1,5	

2) **Bilan hormonal et marqueurs osseux**

Les résultats des dosages hormonaux sont notés dans les tableaux suivants :

	TESTO	LH	FSH	FT4	TSH	FT3	CORTISOL
5/07/07	3,8	2,4	3,6	7,9	1,4	4,3	*(35)*
08/07/07	3,3	2,1	3,6	7,1	2	3,9	210
14/07/07	3	3,5	4,1	5,4	1,7	3,2	154
23/07/07	3,5	3,5	3,5	5,5	1,3	3,2	152
29/07/07	4,1	6	4,6	5,3	1,8	2,8	221
Normales	2,9 – 7,8	0,9 - 4,2	1,3 - 4	5,8 - 11,5	0,5 – 3,5	2,5 - 3,9	107 +/- 52

INSULINE	GLY	GH	IGF-1	IGFBP3	OSTEOCALCINE	P1NP	CTx
1,3	4,7	5,1	120	3,28	24	45,96	*(6122)*
1,8	4,7	0,3	151	3,17	25	50,25	10772
2,1	4,4	1,6	95	2,78	19	46,35	9842
1,9	4,5	1,1	102	2,96	16	41,28	7603
2,3	5,3	0,4	119	3,75	20	46,32	7696
< 5	3,9 - 5,8	0,2- 20	69 - 329	2 - 4,9	21 - 38	15 - 70	650 - 5300

<u>Nota Bene</u> : Les différentes valeurs surlignées méritent d'être discutées
(cf. chapitre *discussion*).

3) Taux d'hématocrite et concentration en hémoglobine

L'évolution du taux d'hématocrite et de la concentration d'hémoglobine jour après jour, mesurée sur sang capillaire, est retranscrite sur les courbes suivantes :

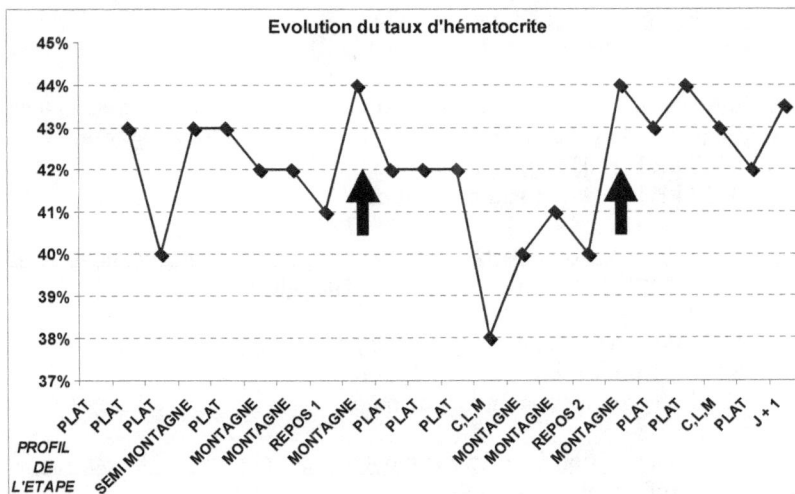

Evolution du taux d'hématocrite

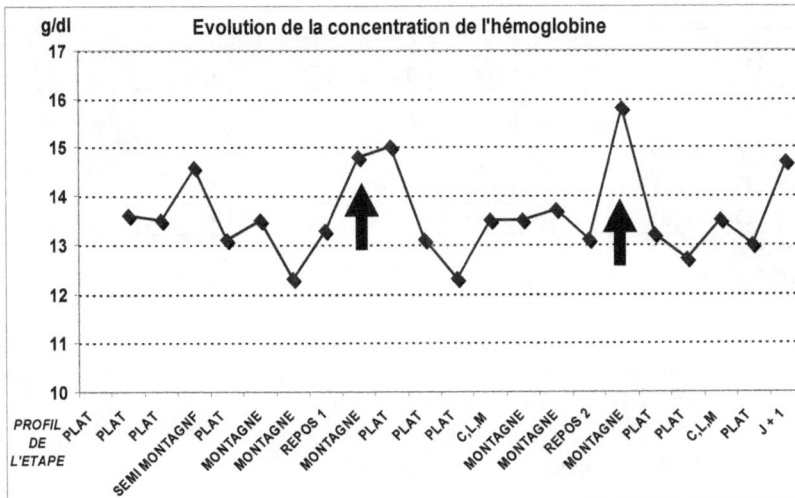

Evolution de la concentration de l'hémoglobine

<u>NB</u> : On observe une nette augmentation de ces deux paramètres le lendemain des journées de repos (marquée par une flèche), ce que nous développerons dans le chapitre *discussion*.

V. RÉSULTATS DU SUIVI NUTRITIONNEL

Toute l'alimentation du sujet a donc été répertoriée sur 21 jours. Les détails de toute l'alimentation et des menus se trouvent en annexe XIII.
Les résultats obtenus pour le suivi nutritionnel du sujet sur « L'Autre Tour » sont les suivants :
> Apport énergétique quotidien
(cf. tableau 1 et graphiques 1 et 2):

- 6911 kcal (28890 kj) par jour en moyenne sur les trois semaines, rapporté à la masse corporelle (71 kg) cela fait 97 kcal/kg/jour.
- 8123 kcal (34035 kj) au maximum,
- 4512 kcal (18905 kj) au minimum.

> Contribution énergétique moyenne de chaque macronutriment sur l'apport total quotidien (graphique 3) :

- 56 % de glucides soit 13,2g / kg de poids
- 32 % de lipides soit 3,4g / kg de poids
- 12 % de protides soit 3g / kg de poids.

> Répartition énergétique moyenne des apports sur la journée : (cf. graphiques 4 à 7) :

RÉPARTITION QUOTIDIENNE DES MACRONUTRIMENTS (en %)			
	PETIT DEJEUNER	ETAPE	COLLATION DU SOIR	DINER
GLUCIDES (%)	23	**37**	13	27
PROTIDES (%)	20,5	30	9,5	**40**
LIPIDES (%)	26,5	24	12	**37,5**
ENERGIE TOTALE (%)	23,5	**32**	12,5	**32**

_Nb_ : _Pour les résultats de ce tableau nous avons exclus les deux journées de repos et les deux journées de contre-la-montre (puisque sur ces courtes étapes de vitesse le sujet ne s'alimentait pas)._

> Apport quotidien moyen en fer :

L'alimentation a apporté 31 mg de fer par jour en moyenne, la supplémentation orale que le sujet prenait apportait 28 mg de fer par jour (2 gélules par jour, soit 14 mg par gélule).
Au total : l'apport quotidien en fer était de 59 mg par jour.

Tableau 1 : *récapitulatif des apports énergétiques quotidiens totaux et de chaque macronutriment (**en kcal**) :*

	TOTAL	GLUCIDES	PROTIDES	LIPIDES
ETAPE 1	4512,7	2776	800,4	2424,6
ETAPE 2	6290	3502	934,8	3415,5
ETAPE 3	7462,6	4123,2	856,4	2075,4
ETAPE 4	8123,3	3718,8	997,2	2450,7
ETAPE 5	6342,8	3565,2	1000	2193,3
ETAPE 6	7034,2	3581,2	940,8	2321,1
ETAPE 7	8021,6	3934,8	941,6	2637
ETAPE 8	7827,6	3411,2	702	2108,7
REPOS 1	6182,5	3184,4	967,6	2704,5
ETAPE 9	6119,5	3373,2	712,4	1536,3
ETAPE 10	7712,3	3921,2	761,6	2070
ETAPE 11	6772,6	4581,6	852,4	2187
ETAPE 12	5663,3	4104,4	654	1278
ETAPE 13	6896,4	3330,8	844	1964,7
ETAPE 14	6277,8	4584,4	1090	2066,4
ETAPE 15	7603,8	4509,2	1131,2	2267,1
REPOS 2	7954,8	4055,6	964,4	1926,9
ETAPE 16	6793,2	3370,4	814	2013,3
ETAPE 17	7231	4543,2	878	2646
ETAPE 18	7120,7	4333,2	1058	2007,9
ETAPE 19	7943,2	3654	649,6	1949,4
ETAPE 20	6169,4	2506,8	673,6	1290,6

(En rouge : Haute montagne, en orange : Semi-montagne, en vert : CLM)

Graphique 1:

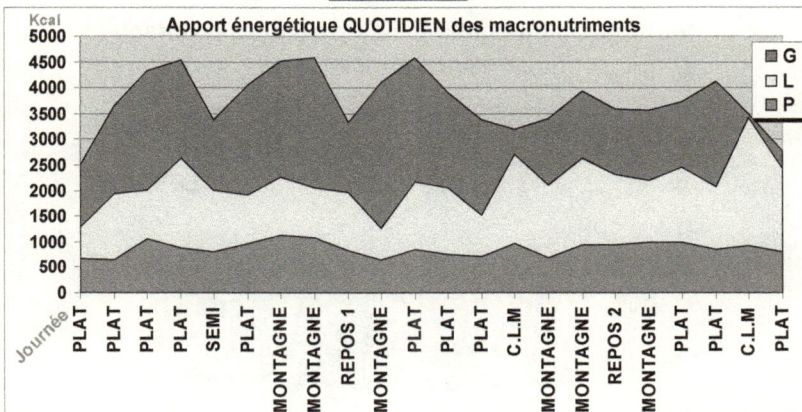

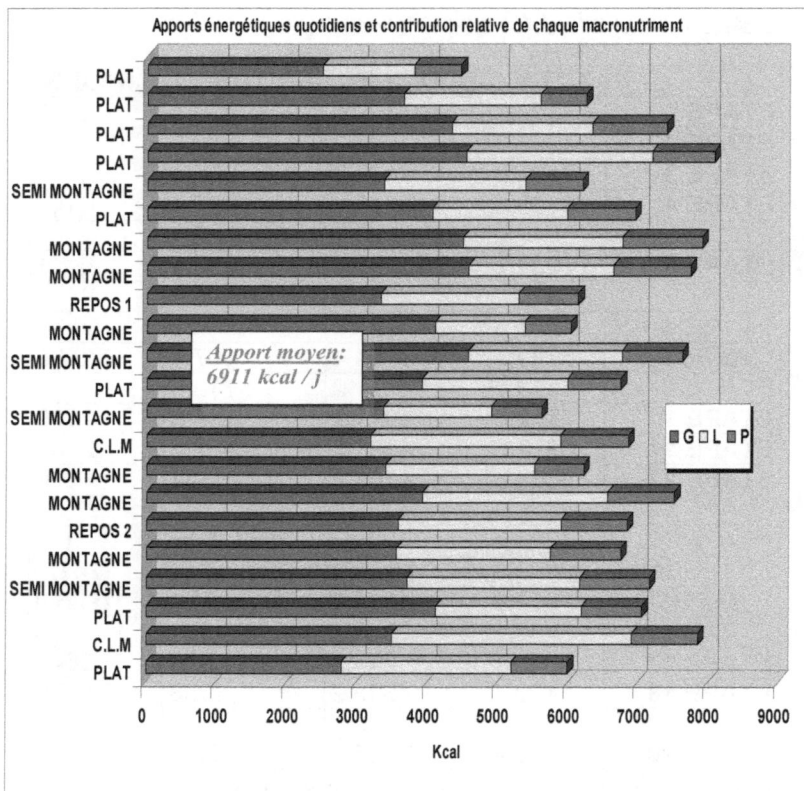

Apports énergétiques quotidiens et contribution relative de chaque macronutriment

Apport moyen:
6911 kcal / j

Graphique 3 :

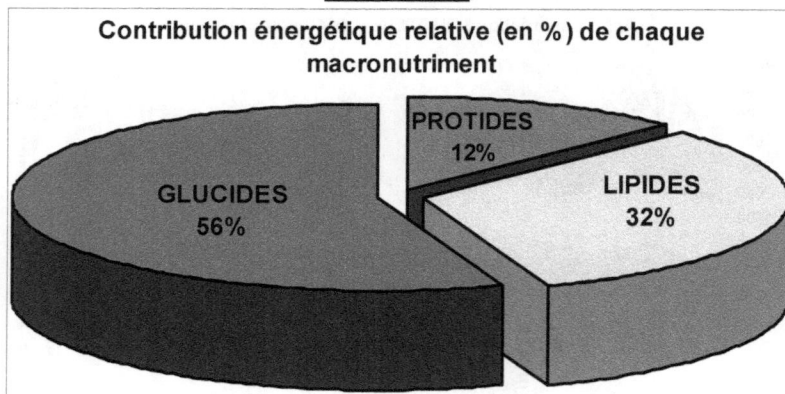

Contribution énergétique relative (en %) de chaque macronutriment

PROTIDES
12%

GLUCIDES
56%

LIPIDES
32%

Graphique 4 :

Répartition quotidienne moyenne des prises alimentaires

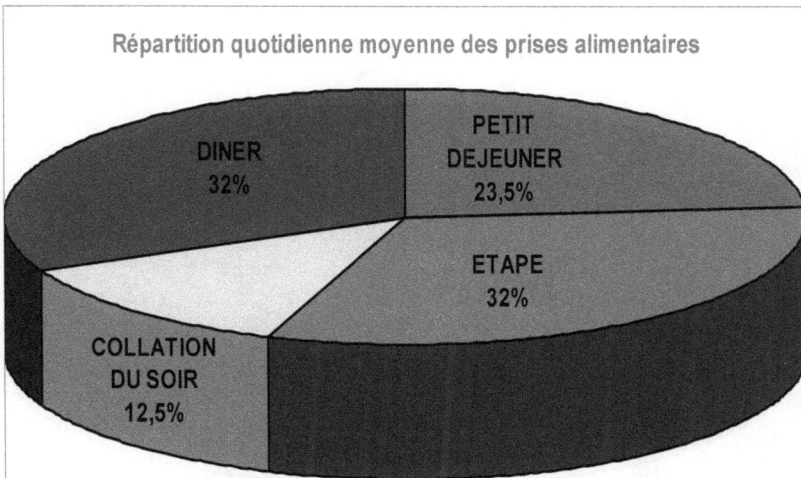

DINER 32%

PETIT DEJEUNER 23,5%

ETAPE 32%

COLLATION DU SOIR 12,5%

Graphique 5 :

REPARTITION QUOTIDIENNE DES GLUCIDES (%)

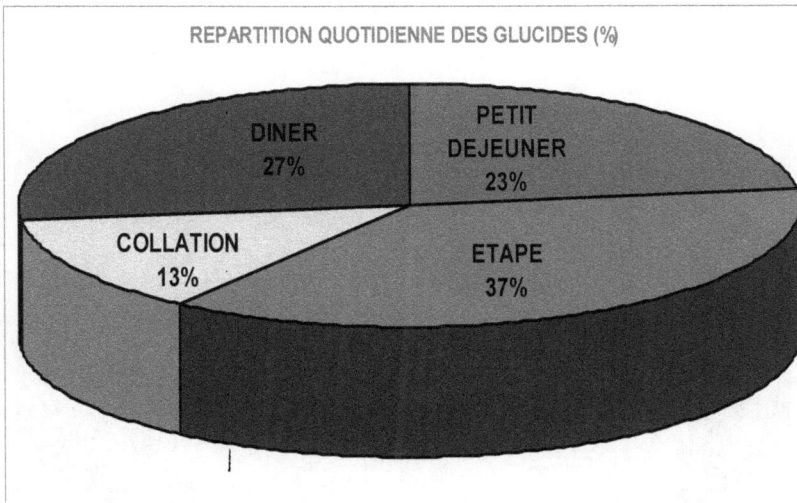

DINER 27%

PETIT DEJEUNER 23%

COLLATION 13%

ETAPE 37%

Graphique 6 :

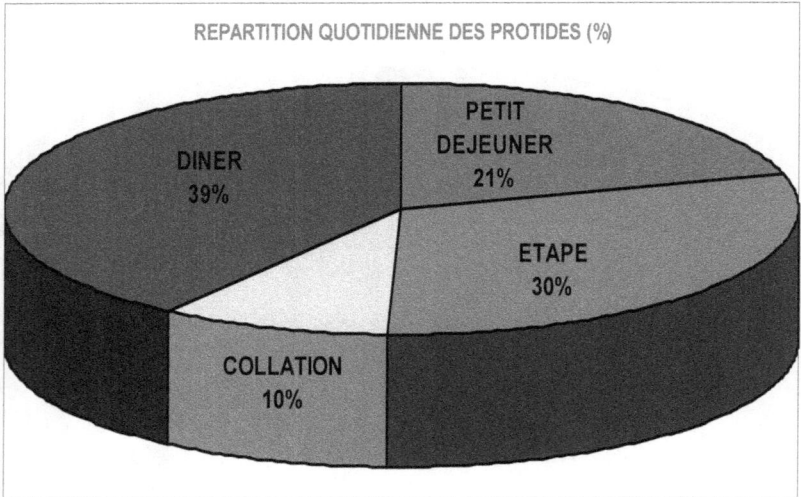

REPARTITION QUOTIDIENNE DES PROTIDES (%)

PETIT DEJEUNER 21%

DINER 39%

ETAPE 30%

COLLATION 10%

Graphique 7 :

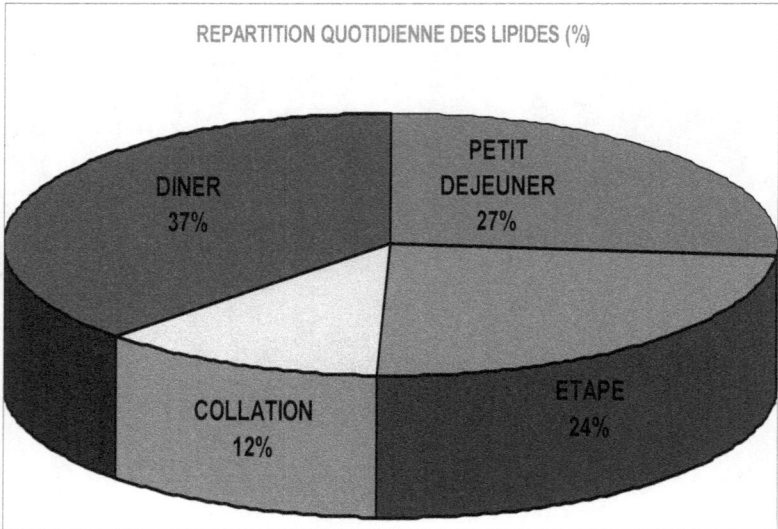

REPARTITION QUOTIDIENNE DES LIPIDES (%)

PETIT DEJEUNER 27%

DINER 37%

ETAPE 24%

COLLATION 12%

VI. RÉSULTATS BILAN PSYCHO-COMPORTEMENTAL

Les résultats des questionnaires ont été fournis par Maryse Sablayrolles, Psychologue et par le Docteur Christian Bourbon, Psychiatre, Praticien attaché du service de Médecine du Sport du CHU Larrey à Toulouse.

1) Profil de personnalité du sujet :

a. Les résultats de **l'Auto-questionnaire de tempérament cyclothymique** (annexe VI) nous montre que le sujet ne semble pas avoir de composante « bipolaire » c'est-à-dire de variation d'humeur.

b. **L'Auto-questionnaire d'hypomanie de Angst** (annexe VII) nous montre que le sujet ne présente pas de signes d'hyperthymie c'est-à-dire pas d'hyper activité pathologique.

c. Sur **l'Echelle d'anxiété sociale de Liebowitz** (annexe VIII), le sujet ne présente pas de phobie sociale, ni d'anxiété relationnelle.

d. **L'Inventaire de Personnalité d'Eysenck ou E.P.I.** (annexe IX) nous a permis d'apprécier les deux composantes caractérielles suivantes :

➢ La stabilité de caractère et l'indice de névrosisme
➢ L'introversion et l'extraversion

Les résultats sont les suivants :

$$N = 6, \qquad E = 19, \qquad L = 3$$

Pour rappel la note en N mesure le névrosisme et la stabilité caractérielle, la note en E mesure l'extraversion et l'introversion, la note en L est l'échelle de sincérité.

Interprétations :

Le sujet est très extraverti, il a une bonne stabilité caractérielle, un indice de névrosisme assez bas et une bonne acceptabilité de lui-même. L'échelle de mensonge est basse ce qui signifie que le sujet a été sincère.

e. Questionnaire de Personnalité pour le Sportif (Q.P.S.)

- Les résultats du QPS se reportent sur le graphique suivant (cf. résultats du questionnaire en annexe X) :

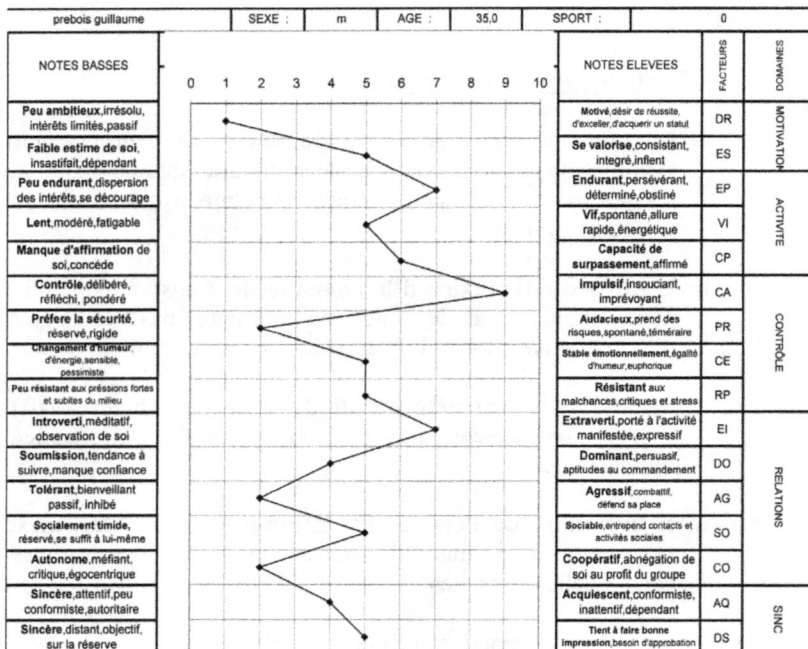

prebois guillaume		SEXE :	m	AGE :	35,0	SPORT :		0

NOTES BASSES	0 1 2 3 4 5 6 7 8 9 10	NOTES ELEVEES	FACTEURS	DOMAINES
Peu ambitieux,irrésolu, intérêts limités,passif		Motivé,désir de réussite, d'exceller,d'acquérir un statut	DR	MOTIVATION
Faible estime de soi, insastifait,dépendant		Se valorise,consistant, intégré,inflent	ES	
Peu endurant,dispersion des intérêts,se décourage		Endurant,persévérant, déterminé,obstiné	EP	ACTIVITE
Lent,modéré,fatigable		Vif,spontané,allure rapide,énergétique	VI	
Manque d'affirmation de soi,concède		Capacité de surpassement,affirmé	CP	
Contrôle,délibéré, réfléchi, pondéré		Impulsif,insouciant, imprévoyant	CA	CONTRÔLE
Préfere la sécurité, réservé,rigide		Audacieux,prend des risques,spontané,téméraire	PR	
Changement d'humeur, d'énergie,sensible, pessimiste		Stable émotionnellement,égalité d'humeur,euphorique	CE	
Peu résistant aux préssions fortes et subites du milieu		Résistant aux malchances,critiques et stress	RP	
Introverti,méditatif, observation de soi		Extraverti,porté à l'activité manifestée,expressif	EI	RELATIONS
Soumission,tendance à suivre,manque confiance		Dominant,persuasif, aptitudes au commandement	DO	
Tolérant,bienveillant passif, inhibé		Agressif,combattif, défend sa place	AG	
Socialement timide, réservé,se suffit à lui-même		Sociable,entrepend contacts et activités sociales	SO	
Autonome,méfiant, critique,égocentrique		Coopératif,abnégation de soi au profit du groupe	CO	
Sincère,attentif,peu conformiste,autoritaire		Acquiescent,conformiste, inattentif,dépendant	AQ	SINC
Sincère,distant,objectif, sur la réserve		Tient à faire bonne impression,besoin d'approbation	DS	

- Interprétations des résultats (par le Docteur C. Bourbon, Psychiatre):

✓ **Motivation** : Le sujet a une très bonne estime de lui-même, il est passif et peu ambitieux en compétition (par exemple il se contenterait facilement d'une place d'honneur et le désir de réussite lui importe peu par rapport au fait de participer)

✓ **Activité** : Endurance psychologique très marquée (7/10), il n'est ni placide ni trop vif, il a une forte capacité de surpassement à l'effort, il est très affirmé.

✓ **Contrôle** : Un tempérament peu téméraire, il préfère assurer ce qu'il entreprend, il est stable émotionnellement et résistant au stress et aux critiques

✓ **Relations** : Il est plutôt extraverti ce qui est corrélé avec les résultats de l'EPI (cf. page précédente). Il a un tempérament non dominant, il est peu agressif et peu combatif au sein d'un groupe (caractéristique intéressante pour un sport collectif, mais peu pour le cyclisme), il est plutôt tolérant, sociable, indépendant et autonome. Il ne serait pas un leader d'équipe.

✓ **Sincérité** : Sincère, bonne acceptation de lui-même (ce qui se retrouve sur l'EPI), sans conformisme excessif.

2) Résultats du suivi psychologique :

a. Questionnaire abrégé de Beck (annexe XI) :

✓ Les résultats sont les suivants (en rouge durant « L'Autre Tour ») :

Questionnaire abrégé de Beck			
date	score	date	score
28-juin	3	05-août	2
03-juil	1	12-août	5
11-juil	0	19-août	2
15-juil	0	26-août	3
20-juil	0	15-sept.	3
24-juil	1	15-oct	2
31-juil	1		

✓ Courbe évolutive du score de Beck (en rouge durant « L'Autre Tour ») :

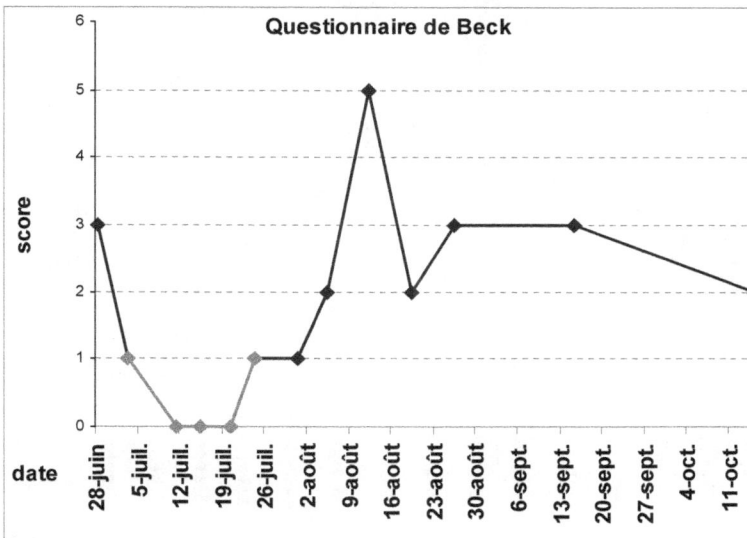

85

Pour rappel : les différents seuils de gravité retenus par Beck et Beamesderfer[20] sont :

- De 0 à 4 : pas de dépression ;
- De 4 à 7 : dépression légère ;
- De 8 à 15 : dépression modérée ;
- Plus de 16 : dépression sévère.

b. Feuille d'auto analyse d'anxiété de Catell (annexe XII):

✓ Les résultats sont les suivants (en rouge durant « L'Autre Tour ») :

Score du questionnaire de Catell				
date	Score		date	Score
28-juin	2		05-août	5
11-juil	4		12-août	5
15-juil	3		19-août	5
20-juil	5		26-août	4
24-juil	5		15-sept	6
31-juil	4		15-oct	4

✓ Courbe évolutive du score de Catell (en rouge durant « L'Autre Tour ») :

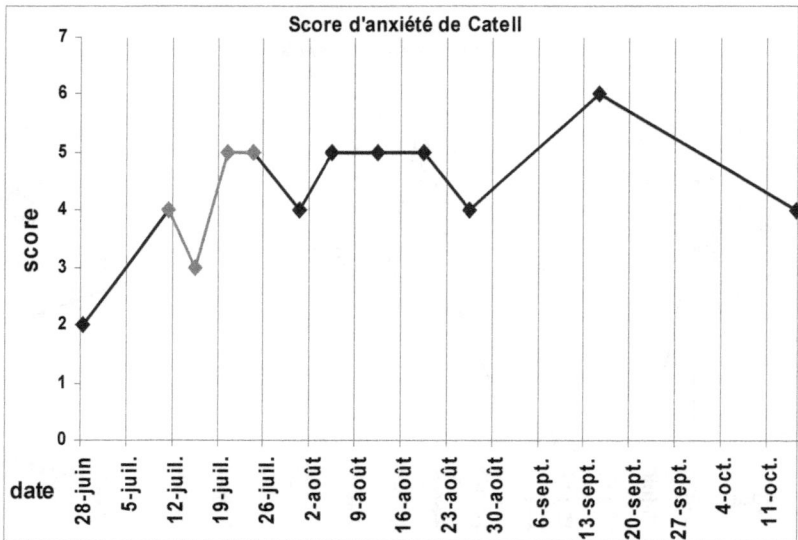

Score d'anxiété de Catell

86

3) Résultats de l'agenda du sommeil :

- Moyenne d'heures de sommeil par nuit :

    - ✓ Avant le Tour : 6,6 heures / nuit.
    - ✓ Pendant le Tour : 6,84 heures / nuit.
    - ✓ Après le Tour : 7 heures / nuit.

- Activité onirique du sommeil pendant les trois semaines de « L'Autre Tour » :

    - ✓ Il ne semble pas y avoir de différences significatives sur l'activité onirique du sujet durant les trois semaines de « L'Autre Tour ».
    - ✓ Qualité du sommeil similaire sur les trois semaines.
    - ✓ Le nombre de réveils nocturnes était peu fréquent et liés uniquement aux mictions.

QUATRIÈME ÉTAPE

DISCUSSION DE CHACUN DES PARAMÈTRES ÉTUDIÉS

I. CONSÉQUENCES CLINIQUES

1. Symptômes rencontrés par le sujet par ordre chronologique d'apparition:

- **Les symptômes digestifs de la 1ère semaine :**

Ces problèmes nutritionnels sont bien connus en pratique chez les cyclistes. Brouns et al.[23] donnaient quelques recommandations et des règles à respecter concernant ces problèmes digestifs fréquemment rencontrés chez les sportifs :

- L'augmentation de l'intensité et du volume d'entraînement doit être appropriée et adaptée au niveau de l'athlète.
- Boire régulièrement durant un exercice physique.
- Ne pas avaler de solution trop hypertonique (>800 mosm) durant l'exercice physique.
- Avoir un régime riche en glucides mais éviter les changements alimentaires trop brutaux en période pré-compétitive.
- Pas d'aliment riche en fibre avant une course.
- Aller à la selle et uriner régulièrement avant le départ d'une course.
- Ne pas utiliser d'anti-inflammatoire en prévention d'éventuelles douleurs induites par l'exercice musculaire.
- Limiter l'apport de graisse et de protéine lors des repas précédents la course.
- Eviter la prise excessive de caféine, de vitamine C, de bicarbonate ou toute supplémentation nutritionnelle ergogénique juste avant ou durant l'exercice physique.
- Ne pas utiliser de médicament à visée gastro-intestinale sans l'avis d'un médecin.
- Préconiser un avis gastro-entérologique si les symptômes persistent malgré le respect de ces recommandations.

Deux de ces règles n'avaient pas été respectées par le sujet. Tout d'abord il avait commis l'erreur d'utiliser une boisson énergétique de l'effort doublement dosée par rapport à ce qui était préconisé par le laboratoire qui fournissait les produits (il mettait deux doses dans chaque bidon au lieu d'une). Les solutions préparées à l'avance étaient donc hypertoniques. Deuxièmement l'intensité et le volume de l'effort fournit par le sujet ont été importants et évidemment supérieurs à ce qu'il avait connu en entraînement.

D'autre part on peut aussi souligner le fait que l'importante prise liquidienne du sujet pendant les étapes favorisait une dilution de tous les sucs gastriques ce qui n'aidait pas à la digestion des aliments.

Ces symptômes digestifs n'ont duré qu'une semaine environ ; le sujet avait dans le même temps ralenti sa prise de boisson énergétique pour des raisons de lassitude gustative.

Ces problèmes digestifs rencontrés par le sujet sont très fréquents chez les cyclistes et notamment sur des courses à étapes comme le Tour de France avec des efforts quotidiens de plus de cinq heures.

On peut dire que cette première semaine a été une semaine d'adaptation digestive chez un sujet dont le corps n'était pas habitué à ingérer autant d'aliments (cf. chapitre nutrition) et de boissons (un litre par heure d'effort environ) pour couvrir ses besoins quotidiens habituels.

- **Douleur du périnée en fin de 1ère semaine [24]**

Le cycliste par sa position assise soumet son siège à des agressions spécifiques à ce sport : le frottement et la pression de la selle contre sa peau. Le sujet passait environ 6 à 7 heures par jour sur le vélo et malgré le gros volume d'entraînement qu'il possédait il n'était pas habitué à avoir une pression périnéale aussi prolongée.

En effet cette pression chronique du périnée expose aux risques d'irritation puis d'abrasion cutanée pouvant se compliquer d'infection. Initialement bénigne, cette complication peut néanmoins réellement limiter le cycliste dans ses efforts.

Ce type d'affection est plus ou moins fréquent chez le cycliste ; il dépend aussi de l'hygiène, du matériel et de son réglage.

Le risque principal de cette irritation est l'évolution vers une formation kystique pouvant s'infecter, la formation de furoncle ou d'anthrax. Ces complications ont été évitées chez notre sujet par des mesures préventives simples : une bonne hygiène locale avec l'utilisation d'un savon neutre pour la peau, l'application d'une pommade cicatrisante avant le départ de chaque étape et le nettoyage quotidien de la peau de chamois (ou peau artificielle) de son cuissard. Le cuissard était de bonne qualité et la peau de chamois présentait le moins de coutures possible. Ces mesures ont été débutées le plus tôt possible, dès le début de l'inflammation, car ce petit problème peut prendre des proportions amenant malheureusement à l'interruption de l'activité cycliste.

- **Diminution de la « vitalité » du sujet en fin de 1ère semaine**

L'apparition de ce symptôme était corrélée avec une diminution du taux de testostérone dosée à 3 ng/ml (limite inférieure des valeurs normales) le 14/07 au Grand-Bornand, soit huit jours après le début de « L'Autre Tour ». On peut suggérer que chez ce sujet une légère diminution du taux hormonal puisse avoir eu une répercussion sur son activité, son humeur et entraînant une baisse de sa « vitalité ».

- **Traumatisme physique cutané lié au soleil la 2ème semaine**

Le cycliste est un sportif d'extérieur et l'environnement qu'il côtoie est un milieu pouvant se révéler nocif pour lui-même lorsqu'il exerce son activité quotidiennement et sur de longues heures. Ici la moindre zone cutanée découverte, habituellement cachée par les vêtements, subit les actions du soleil. Le sujet a dû appliquer une crème hydratante préconisée dans les brûlures cutanées et protéger les zones exposées par un filtre UV.

- **L'appareil musculo-tendineux**

Les tendinopathies de l'appareil extenseur sont fréquentes chez les cyclistes [25], elles peuvent toucher le tendon rotulien et les ailerons rotuliens. Une rupture du tendon quadricipital a pu même s'observer chez le cycliste de haut niveau.

L'apparition de tendinopathies de l'appareil extenseur chez le cycliste doit faire rechercher[26, 27] en dehors d'un non respect de règles hygiéno-diététique (hydratation en particulier) ou d'une cause médicale plus générale :
- Un effort anormal : braquet trop grand à faible cadence, pédalage en danseuse excessif, sprints trop intenses ou trop fréquents, une augmentation rapide et trop importante du volume d'entraînement, un parcours sur chaussée dégradée.
- Une cause musculaire et/ou articulaire : un quadriceps faible, un vaste médial inefficace, une pronation de l'articulation sous-talaire, une faible souplesse musculaire, un défaut d'alignement (genu varus ou valgus), une inégalité de longueur des membres inférieurs.
- Un défaut technique générateur d'une hyperflexion du genou : manivelles trop longues, selle trop basse, cadre trop ramassé, selle pointée vers le bas, position trop avancée sur la selle.

Dans le cas du sujet il s'agissait d'une hypersollicitation de l'articulation du genou favorisée par un pédalage dans la posture « en danseuse » excessive suite à l'ascension des nombreux cols pyrénéens, ainsi que l'accumulation de l'important volume kilométrique réalisé en peu de temps.
Ces tendinopathies n'ont duré que 2 jours environ. Elles ont été traitées par kinésithérapie, l'application d'un AINS local en cataplasme la nuit (FLECTOR°). Mais c'est surtout la fin des étapes de montagne qui a

favorisé la guérison en réduisant le temps de course passé dans la position « en danseuse » responsable de ces maux.

- **Courbatures et crampes**

Les courbatures, qui étaient essentiellement nocturnes, n'ont jamais été un handicap pour la réalisation des étapes sur les trois semaines de « L'Autre Tour ».
Du point de vue biologique, on n'a pas observé de modification du taux de CPK, ni de signe biologique de déshydratation, ni d'autre anomalie biochimique (Kaliémie) en corrélation avec ces courbatures.

La seule crampe ressentie par le sujet est apparue le lendemain de l'arrivée à Paris, et semble avoir été favorisées par deux facteurs principalement :
- L'absence de séance de kinésithérapie (alors que ces séances étaient quotidiennes)
- Un défaut d'hydratation sur le parcours de la veille et après l'étape, lié à son arrivée médiatique et aux sollicitations extérieures qui ne lui ont pas permis une bonne hydratation ni une récupération convenable. Cette déshydratation se retrouve sur le bilan biologique pratiqué le même jour (cf. suivi biologique).

Ceci nous confirme bien le fait que comme dans tout sport de haut niveau, il faut une rigueur et une certaine exigence dans le respect des règles hygiéno-diététiques afin d'éviter l'apparition de pathologies musculo-tendineuses qui pourraient entraver une préparation physique ou pire encore faire avorter une compétition.

2. Evaluation de la fatigue (par 2 méthodes)

a. Evaluation par échelle verbale numérique :

La courbe évolutive de l'EVN (cf. courbe page 60) nous montre que la fatigue du sujet semble plus importante sur la dernière semaine de « L'Autre Tour » comparativement aux deux premières semaines.
Cette augmentation du score à l'EVN en dernière semaine semble logique en cette fin de Tour de France et correspond également à la fin des étapes de montagne dans les Pyrénées.

b. Evaluation par échelle de fatigue de Pichot :

Les résultats du questionnaire de fatigue de Pichot ne montrent pas de fatigue anormale ou excessive avant et pendant « L'Autre Tour ». Cependant l'évolution du score de Pichot a une tendance à augmenter sur les deux semaines après l'épreuve (cf. courbe page 61), ce qui peut nous révéler l'apparition d'une fatigue réactionnelle à ces trois semaines d'effort.
Il est à noter néanmoins que cette augmentation reste modérée et que l'on est loin du score pathologique supérieur à 20 [2].

3. Le syndrome de surentraînement

Le sujet ne semble pas avoir présenté de syndrome de surentraînement d'après les résultats du questionnaire de la SFMS : ni avant le départ, ni pendant « L'Autre Tour », ni secondairement après l'épreuve.
D'autre part les résultats de ce questionnaire sont en corrélation avec les résultats des différents paramètres pouvant être perturbés dans ce syndrome[4, 5].

En effet les résultats du questionnaire de surentraînement de la SFMS sont corrélés :
- avec la clinique : Le sujet n'a pas eu d'infection des voies aériennes supérieures ou autres fréquemment observées dans ce syndrome.
- avec les résultats des tests d'aptitude : Les résultats des deux tests n'ont pas significativement changés, la performance du sujet est restée la même (cf. chapitre résultats et discussions du test d'aptitude à l'exercice).
- avec les résultats biologiques : cf. chapitres résultats et discussions des bilans biologiques et hormonaux pratiqués.
- avec les résultats du suivi psychologique : pas d'altération de l'humeur (cf. chapitres résultats et discussions de l'évaluation psycho comportementale).

4. Synthèse clinique :

Au total, le sujet n'a jamais eu de symptôme clinique qui aurait pu empêcher la poursuite de l'épreuve, pas de fatigue pathologique, ni de syndrome de surentraînement. Il n'a jamais souffert non plus de pathologie infectieuse notamment ORL durant les 3 semaines de « L'Autre Tour », ni après l'arrivée, ennuis qui sont pourtant fréquents chez les sportifs dans les situations d'efforts physiques intensifs et prolongés[28].
Enfin, durant le mois qui suivait l'arrivée, le sujet disait ne pas ressentir de séquelle physique du parcours du Tour de France 2007.

II. ÉVOLUTION DES MESURES ANTHROPOMÉTRIQUES

1. Poids :

La réalisation de « L'Autre Tour » n'a pas eu de conséquence sur la masse corporelle du sujet. Cette stabilité pondérale nous indique que les apports énergétiques du sujet ont été adaptés aux dépenses pendant les trois semaines de « L'Autre Tour ».
Cela s'explique aussi par la qualité de la préparation physique générale du sujet, puisque lorsqu'il a commencé « L'Autre Tour » il était très entraîné (25 000 km/an). Il n'avait donc pas de raison de perdre excessivement du poids.
Si on prend l'exemple de coureurs du Tour de France, l'étude de Saris[15] sur le suivi nutritionnel des cyclistes professionnels du Tour de 1989 n'avait pas montré non plus de perte de poids notable à l'issue des trois semaines du Tour.

2. Composition corporelle :

L'évaluation de la composition corporelle par absorptiométrie aux rayons X (DEXA), avant et après les trois semaines de l'épreuve, nous montre que le sujet a perdu 3% de masse grasse (de 11% à 8%). Une grande partie de cette perte de masse grasse se situait au niveau du tissu graisseux abdominal viscéral. C'est donc une conséquence corporelle positive puisque cette graisse abdominale viscérale est aujourd'hui bien reconnue comme étant un facteur de risque athéromateux du syndrome métabolique.
Associée à une diminution de sa masse grasse le sujet a eu un gain musculaire (masse maigre) de 1,2 kg aux membres inférieurs.
La perte de masse grasse et le gain de masse maigre expliquent pourquoi le poids du sujet est resté stable.

Nous avons vu que les résultats obtenus par la méthode des plis cutanés ne nous indiquaient pas de diminution de la masse grasse du sujet. L'étude précédemment citée de Saris[15] n'avait pas montré de différence significative sur le pourcentage de masse grasse des coureurs à l'issue des trois semaines par rapport aux données de départ. Dans cette étude la mesure des plis cutanés avait été la seule méthode utilisée.
On remarque donc que les résultats sont discordants entre la méthode indirecte manuelle et la méthode directe par absorptiométrie biphotonique aux rayons X (DEXA).
La DEXA étant la méthode de référence pour la mesure de la composition corporelle on peut conclure que les résultats obtenus par la méthode

manuelle n'ont pas été fiables pour le sujet de cette étude, et que cette méthode est à considérer avec précaution.

Deux raisons pourraient expliquer ce manque de fiabilité :

- Même si la mesure a été réalisée par le même opérateur et avec de la rigueur, la mesure de l'épaisseur des plis cutanés reste une mesure très indirecte.
- La mesure était réalisée le soir quelques heures après l'étape, moment durant lequel le sujet présentait très certainement un œdème secondaire à l'effort musculaire produit sur la journée.
  Il aurait donc probablement fallu faire la mesure des plis cutanés chez le sujet le matin au lever afin de limiter les biais de mesure.

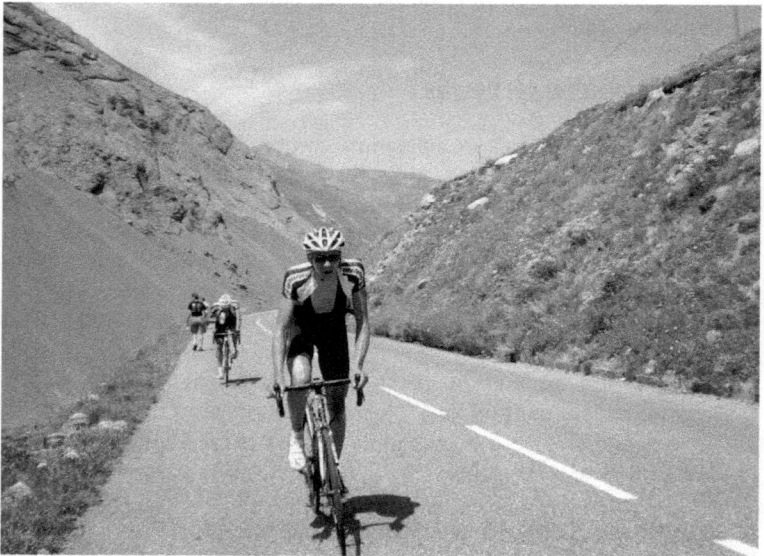

Ascension du col du Galibier

III. LES CONSÉQUENCES PHYSIOLOGIQUES

1. Evolution de la fréquence cardiaque à l'effort

Le suivi de la FC du sujet nous a indiqué que :

- Le sujet a fournit un travail d'endurance sur trois semaines en aérobie pure. En effet, nous avons vu qu'il reste 99% du temps de course à une FC inférieure au premier seuil ventilatoire (seuil SV1 déterminé par le test d'aptitude à l'exercice réalisée avant le départ), donc à un travail aérobie exclusif et que la part de l'effort fournit avec participation anaérobie est quasi inexistante (cf. résultats pages 68-69).
- La FC moyenne diminue au fil des étapes de 10% environ par rapport au début de l'épreuve.
- La FC du sujet est particulièrement haute sur les étapes de contre-la-montre par rapports aux autres étapes, et dans une moindre mesure plus élevée sur les étapes de haute montagne.

• Un travail aérobie :

Le monitoring de la fréquence cardiaque des cyclistes a été déjà pratiqué sur plusieurs études. La réponse à l'effort de la FC sur une épreuve d'endurance type course à étapes comme le Tour de France est bien connue.

Dans le cas du sujet étudié l'effort réalisé sur le vélo n'était pas influencée par une quelconque tactique de course, ni par un peloton ou une échappée, car le sujet a fait toutes les étapes dans les mêmes conditions, à savoir seul avec un coéquipier où le temps de prise de relais entre les deux cyclistes était équivalent.

Les résultats obtenus dans notre étude peuvent donc se situer entre ceux des études sur les courses cyclistes d'endurance sans drafting (c'est-à-dire sans peloton) et ceux des études portant sur les cyclistes professionnels du Tour de France.

➢ Une étude portant sur 8 cyclistes professionnels du Tour De France[29], dont on avait mesuré les aptitudes à l'exercice par épreuve triangulaire sur cyclo-ergomètre avec mesure des échanges gazeux (comme pour le sujet de notre étude), montrait que sur le total des 22 étapes la FC des coureurs restait en moyenne à 70% du temps en dessous du premier seuil ventilatoire (seuil aérobie ou SV1). L'intensité de l'effort était différente en fonction du profil de l'étape (Plat, montagne, semi-montagne, contre-la-montre) : la FC était particulièrement haute durant les étapes de contre-la-montre et de haute montagne. Sur les étapes de contre-la-montre par exemple, la FC des cyclistes restait 90% du temps au dessus du seuil SV2.

➤ Une autre étude sur un seul cycliste professionnel ayant un rôle d'équipier dans une équipe du Tour De France[30] montrait qu'il restait en moyenne 63% sous le seuil SV1, 35% du temps entre le premier et le deuxième seuil ventilatoire (c'est-à-dire entre SV1 et SV2, appelé aussi zone de transition aérobie/anaérobie) et 2% du temps au dessus du seuil SV2 (seuil anaérobie).

Le message principal de ces deux études[29, 30] est que le métabolisme aérobie est principalement sollicité chez des cyclistes professionnels en condition de course d'endurance, mais qu'ils réalisent toutefois plus de 30% de leurs efforts au dessus du seuil SV1.

➤ Une étude portant sur un cycliste amateur bien entraîné sur une épreuve d'ultra-endurance avec 460 km à parcourir en deux boucles dans les Alpes et 11000m de dénivelé[31] montrait que toute l'épreuve avait été réalisée en aérobie (99,6%), et que l'exercice à haute intensité était négligeable (0,4%).

➤ Une autre étude portant sur dix cyclistes amateurs bien entraînés[32] réalisant la même course à travers les Alpes une autre année, soit une distance de 525 km avec 12 600 m de dénivelé, montrait des résultats assez similaires à ceux de l'étude précédente[31] : les cyclistes passaient 97% du temps de course en condition aérobie stricte, les efforts de forte intensité (> 90% de la FC max) étaient rares (3%).

Ces deux dernières études[31, 32] indiquent que le métabolisme aérobie est quasiment le seul mécanisme d'effort utilisé en situation d'effort en ultra-endurance.

Ce qu'il y a de commun entre le sujet étudié et toutes ces études [29-32], c'est que l'effort fournit en aérobie est majoritaire, et que la part de l'effort fournit avec participation anaérobie (> SV2) est faible.

Ce qui est différent par rapport aux cyclistes professionnels du Tour de France :
- Les cyclistes professionnels restent plus de 30% du temps total au dessus du seuil SV1 en moyenne sur tout le Tour. La proportion de cet effort est plus élevée sur les étapes de montagne et encore plus conséquente sur les contre-la-montre (90% > SV2).

- Ils ne font aucune étape uniquement en zone aérobie stricte contrairement au sujet qui est à 99% du temps en moyenne dans cette zone.

Les résultats du monitoring de la FC du sujet se rapprochent donc plus des études concernant les cyclistes sur des épreuves d'endurance sans peloton[31, 32] car l'effort fournit en aérobie est quasi exclusif (> 97% du temps de course), comme pour le sujet sur « L'Autre Tour ».

Au final :
Les résultats obtenus chez le sujet confirment bien le fait que lors d'une épreuve cycliste d'endurance quasiment tous les efforts produits se réalisent en travail aérobie, la part du travail avec participation anaérobie étant négligeable. Cela montre une fois encore que le métabolisme aérobie est la base de l'énergie fournit par le sportif dans l'effort d'endurance.
Ces résultats montrent également que les efforts fournit sur la course professionnelle du Tour de France sont plus intenses comparés à ceux réalisés sur « L'Autre Tour », et c'est là toute la différence qui existe entre réaliser le parcours du Tour 2007 et faire la véritable course du Tour de France 2007 (ce que nous développerons en synthèse du chapitre *discussion*).

- **Une difficulté à augmenter l'intensité du travail :**

Dans l'étude sur le suivi de la FC des professionnels du Tour de France[29] il a été observé sur les dernières étapes du Tour que chez certains cyclistes, la FC était anormalement basse par rapport à ce qui semblait attendu (par exemple une FC toujours inférieure au seuil SV2 même lors de l'ascension de cols en haute montagne), malgré la perception pour le cycliste d'être à un effort maximal. Ce phénomène s'est également rencontré chez le sujet qui avait souvent la sensation de fournir un effort maximal sans jamais dépasser le seuil SV2.
Pour l'auteur de cette étude il s'agissait probablement d'une fatigue musculaire locale qui limitait la performance du cycliste alors que le système cardio-pulmonaire n'était pas à son maximum d'activité. Certains avaient même rapporté qu'il existait des lésions musculaires du fait d'une élévation des marqueurs musculaires plasmatiques à la suite des étapes du Tour[33]. Nous n'avons jamais retrouvé de stigmates biologiques témoins de lésions musculaires à l'effort chez le sujet (cf. résultats biologiques).
Les raisons de cette difficulté pour le coureur à augmenter sa FC lors d'un exercice intense sont multiples, comme nous allons le voir dans le paragraphe suivant, pour l'étude de la FC moyenne du sujet sur les étapes.

- **Une baisse de la FC moyenne sur les étapes de PLAT :**

Nous avons observé également une baisse de la FC moyenne du sujet au fil des étapes d'environ 10% par rapport au début de l'épreuve (cf. courbe page 52). Pourtant en comparant la vitesse moyenne des dernières étapes par rapport aux premières, et en fonction de leur profil similaire, on observe qu'il n'y a pas eu de réelles diminutions de la vitesse moyenne (cf. tableau ci-dessous), comparativement à une baisse assez nette de la FC moyenne :

ETAPES	DISTANCE	DENIVELE (mètres)	VITESSE (km/h)	FC moy
ETAPE 1	205,7	1651	30,9	143
ETAPE 2	170	398	34,6	135
ETAPE 3	239,1	1611	31,3	134
ETAPE 4	194,2	1703	28,4	130
ETAPE 5	182,1	2561	28,3	131
ETAPE 6	200	1528	30,7	126
ETAPE 10	229,4	1642	30,5	127
ETAPE 11	173,9	719	32,3	125
ETAPE 12	192	1988	29,2	121
ETAPE 17	192,2	1702	28,5	114
ETAPE 18	213	1499	31,8	123
ETAPE 20	105	613	30	123

<u>Nb</u> : ne figurent pas les étapes de montagne et de Contre-la-montre du fait de leur profil technique très différent

Ces résultats nous montrent que la baisse de la FC moyenne devait être liée à plusieurs raisons :

- L'absence de « coaching » :
Il n'allait pas assez vite sur les étapes, comparativement à sa FC. En effet ce résultat nous montre que le sujet aurait pu fournir un effort physique plus important sur les dernières étapes. Durant ces étapes, il s'est probablement basé sur sa vitesse de course habituelle et non sur sa fréquence cardiaque. Si le sujet avait été encadré et coaché par un entraîneur qui aurait pu le conseiller sur son effort, il aurait été peut-être plus rapide sur les 10 derniers jours de « L'Autre Tour ».

- Une meilleure adaptation cardiaque:
La vitesse moyenne du sujet est restée la même sur ces étapes par rapport aux premières, malgré une FC moyenne plus basse. Nous pouvons donc penser que la puissance moyenne développée a été quasiment la même sur toutes ces étapes (bien qu'on ne puisse pas le certifier, puisque nous n'avons pas la mesure des puissances des 12 premières étapes).

Cette hypothèse signifierait une adaptation cardiaque du sujet secondaire à l'exercice physique d'endurance qu'il a fournit sur le Tour.

Il aurait donc « progressé », en ayant une fréquence cardiaque plus basse pour une même puissance mécanique développée.

Si cette hypothèse était vraie, l'amélioration du rendement physique du sujet aurait dû se voir sur le deuxième test d'aptitude à l'exercice réalisé 3 jours après l'arrivée. Cela n'a pas été le cas puisque les résultats de ces deux tests (réalisés avant et après « L'Autre Tour ») n'ont pas significativement changé. Cependant, comme nous allons le voir (cf. tests d'aptitudes à l'exercice page 108), le sujet n'a pas passé le deuxième test dans les mêmes conditions que le premier.

- Autres hypothèses:

La baisse de la FC moyenne pourrait être secondaire à l'apparition d'une fatigue centrale, ou d'un syndrome de surentraînement. Et même si les résultats des différents bilans biologiques, hormonaux et des questionnaires ne vont pas dans ce sens, nous ne pouvons exclure totalement ces hypothèses.

La déplétion des réserves en glycogène durant la deuxième moitié de « L'Autre Tour » pourrait également être responsable de ce phénomène. Malgré des apports importants en glucides (cf. résultats nutritionnels et discussion) le sujet ne pouvait peut-être pas compter suffisamment sur ses réserves. Ceci a eu pour conséquence de favoriser lors de l'effort aérobie un métabolisme énergétique basé préférentiellement sur les lipides dont la répercussion sur le système cardio-vasculaire entraîne une augmentation de la FC moindre que la fourniture d'énergie par le métabolisme glucidique.

- Au final :

L'effort d'endurance sur une longue période (3 semaines) a probablement entraîné des modifications physiologiques multiples (adaptation cardiaque, fatigue centrale et/ou périphérique avec déplétion des réserves en glycogène, métabolisme énergétique lipidique accru par rapport au métabolisme glucidique) dont la FC a été le premier témoin clinique de ces adaptations à l'exercice.

2. Evolution de la puissance mécanique développée

La mesure de la puissance mécanique développée par le sujet nous indique que :

- Il a développé sur le plat une puissance mécanique à près de 90% du temps en dessous de la puissance au seuil SV1, et seulement 2% au dessus du seuil SV2.
- En montagne il a développé une puissance moyenne à peine plus élevée que sur le plat mais une puissance supérieure à la puissance au SV1 sur des durées plus longues.
- Les intensités sont beaucoup élevées en contre-la-montre :
  Il a passé près de 50% du temps de course à une puissance supérieure à 270 W (correspondant à la puissance au seuil SV1) dont 10% à plus de 350 Watts (puissance au seuil SV2).
- La puissance moyenne développée sur toutes les étapes enregistrées reste inférieure à la puissance aérobie mesurée au premier seuil SV1 (puissance au SV1 : 270 Watts).

Tableau récapitulatif du pourcentage du temps de course passé dans les différentes zones de puissance mécanique en fonction des seuils ventilatoires déterminés par le test d'aptitude à l'exercice :

CATÉGORIE	PUISSANCE EN WATTS		
	< 270 W (SV1)	270 – 350 W	> 350W (SV2)
PLAT	87%	11%	2%
MONTAGNE	83,5%	16%	0,5%
C-L-M	51%	39%	10%

Rappel : nous ne possédons que les résultats des 8 dernières étapes

Résultats observés chez les professionnels du Tour de France[34] : Dans cette étude, les puissances étudiées concernent des cyclistes qui n'ont pas de rôle de leader, ni de sprinter, mais plutôt de co-équipier (« team helper » ou « porteur de bidon »).

- ✓ Ils restent plus longtemps à une puissance d'intensité élevée (entre 300 et 500 Watts) en montagne comparativement aux étapes de plat.
- ✓ Sur les étapes de plat ils passent plus de temps à une intensité très élevée (> 500 Watts) comparativement aux étapes de montagne, mais sur de très courtes périodes (moins de 2 minutes).
- ✓ Les puissances sont élevées (entre 300 et 500 Watts) sur des plus longues périodes en montagne comparativement aux étapes de

plat où les puissances sont très élevées mais sur de courtes périodes.

En conclusion :

- Sur les étapes de montagne, chez le sujet comme pour les cyclistes professionnels du Tour de France, les puissances développées sont plus élevées. Les résultats du sujet se rapprocheraient plus facilement de ceux des cyclistes du « grupetto » en montagne (terme qui désigne le groupe de coureurs « faibles grimpeurs » non concernés par le classement ou la victoire d'étape).
- Sur les étapes de plat, la puissance développée par le sujet est très majoritairement inférieure à la puissance au seuil SV1, c'est donc un travail d'endurance en aérobie quasi exclusivement, comme on a pu le vérifier précédemment sur l'étude de la FC à l'effort. Contrairement aux cyclistes professionnels du Tour de France, le sujet ne développe pas des puissances très élevées sur de courtes périodes. Ce rythme saccadé et irrégulier sur la course du Tour de France s'explique par le simple fait que les cyclistes professionnels faisant partie d'une équipe ont plusieurs rôles et obligations que n'a pas le sujet, comme par exemple de devoir répondre à une attaque, partir en échappée, soutenir un leader d'équipe en prenant des relais courts les uns avec les autres, ou remonter le peloton pour le ravitaillement des co-équipiers lorsque le cycliste à un rôle de « team helper » ou « porteur de bidon » comme dans l'étude précédente[34]. On voit donc bien que le type d'effort fournit est différent selon que l'on fasse la course du Tour de France ou « L'Autre Tour ».
- Les résultats du monitoring de la puissance mécanique développée et de la FC à l'effort nous ont montré que le sujet a réalisé un effort d'endurance quasi exclusivement en aérobie. Et même s'il est vrai que les professionnels réalisent majoritairement un travail aérobie sur le Tour de France, ils restent plus du tiers de la course au dessus du seuil aérobie.

Pour éléments de comparaison, nous allons examiner les puissances exercées par les meilleurs cyclistes professionnels du Tour de France 2007 sur les cols des Pyrénées (cf. tableau ci- après)[35]. La puissance développée par les professionnels figurant dans ce tableau (page suivante) a été calculée par la formule suivante :
Puissance = $0,5.\rho.SCx.V3 + m.g.Cr.V + m.g.sin\alpha.V$[36].

Pour le détail complet de toutes ces valeurs et coefficients de correction voir l'annexe XIV, mais pour résumer voici les valeurs des différents paramètres de la formule:

- 0,5.ρ correspond à la masse volumique de l'air en kg.m-3.
- S : valeur de l'aire frontale en m².
- Cx : valeur du coefficient aérodynamique.
- Cr : coefficient de roulement.
- Sinα : correspond à la pente.

Il est important de toujours comparer la puissance développée (en Watts) avec le poids. Ainsi, si on prend l'exemple de la montée du col de la Madeleine dans les Alpes, c'est Miguel Indurain qui détient le record de puissance brute développé avec 500 Watts sur 38 minutes, puis Jan Ulrich avec 465 Watts et Lance Armstrong avec 452 Watts. Mais c'est Marco Pantani qui possède le record de la montée en 36'50 en ayant pédalé à 387 Watts. On voit donc que c'est le rapport poids / puissance qui est le plus important en cyclisme[36]. Nous avons donc comparé (dans le tableau page suivante) les puissances des coureurs professionnels avec celles du sujet en considérant que tous les coureurs avaient un poids total de 78 Kg (poids du coureur + vêtements et poids du vélo + un bidon).

Concernant le sujet, nous avons affiché la puissance fournie par le système SRM et la puissance obtenue grâce à la formule ci- dessus (puissance exprimée *en italique* dans le tableau page suivante).

Tableau comparatif des performances des coureurs du Tour de France 2007
dans les principaux cols des Pyrénées
par rapport au sujet[35] :

PORT DE PAILHERES (13,45 km à 7,63%)				
Coureurs	Temps	Ecart	Vitesse (km/h)	Puissance comparée 78 kg avec vélo
Juan Mauricio SOLER	39'42"		20,33	392 watts
Groupe RASMUSSEN	39'50"	8"	20,26	391 watts
G. PREBOIS	60'03"	20'21"	12,7	251 watts / 244 W
PLATEAU DE BEILLE (15,9 km à 7,83%)				
Coureurs	Temps	Ecart	Vitesse (km/h)	Puissance comparée 78 kg avec vélo
Alberto CONTADOR et M. RASMUSSEN	44'17"		21,54	431 watts
G. PREBOIS	60'16"	15'59"	12,83	260 watts / 299 W
COL DE PORT (9,7 km à 6,41%)				
Coureurs	Temps	Ecart	Vitesse (km/h)	Puissance comparée 78 kg avec vélo
Groupe VINOKOUROV	24'02 "		24,22	393 watts
Groupe RASMUSSEN	24'32 "	30"	23,72	383 watts
G. PREBOIS	37'52 "	13'50"	15,32	238 watts / 242 W
COL DE MENTE (7,1 km à 8%)				
Coureurs	Temps	Ecart	Vitesse (km/h)	Puissance comparée 78 kg avec vélo
Groupe VINOKOUROV	22'41"		18,78	374 watts
Groupe RASMUSSEN	23'27"	46"	18,17	360 watts
G. PREBOIS	33'12"	10'31"	12,27	253 watts / 243 W

COL DE BALES (10,9 km à 8,5%)				
Coureurs	Temps	Ecart	Vitesse (km/h)	Puissance comparée 78 kg avec vélo
Groupe RASMUSSEN	34'50"		18,78	394 watts
Groupe VINOKOUROV	36'07"	1'17"	18,11	378 watts
G. PREBOIS	52'20"	17'30"	12,43	247 watts / *250 W*
COL DE PEYRESOURDE (9,825 km à 7,58%)				
Coureurs	Temps	Ecart	Vitesse (km/h)	Puissance comparée 78 kg avec vélo
Alexandre VINOKOUROV	28'05"		20,99	406 watts
G. PREBOIS	45'08"	17'03"	13	247 watts / *236 W*
COL DE MARIE BLANQUE (5,35 km à 9,93%)				
Coureurs	Temps	Ecart	Vitesse (km/h)	Puissance comparée 78 kg avec vélo
Groupe RASMUSSEN	18'40"		17,2	410 watts
Iban MAYO	20'28"	1'48"	15,68	370 watts
G. PREBOIS	29'20"	10'40"	10,78	268 watts / *238 W*
COL D'AUBISQUE (10,85 km à 8,01%)				
Coureurs	Temps	Ecart	Vitesse (km/h)	Puissance comparée 78 kg avec vélo
Michael RASMUSSEN	30'53"		21,08	428 watts
Iban MAYO	37'23"	6'29"	17,41	343 watts
G. PREBOIS	50'28"	19'35"	12,91	238 watts / *244 W*

La puissance mécanique du sujet affichée dans le tableau comparatif ci-dessus, fournit par le système SRM et calculée par la formule utilisée (*en italique*), est relativement proche. La marge d'erreur semble peu importante. Cette formule peut donc être une bonne alternative pour l'estimation de la puissance mécanique développée, lorsque l'on ne dispose pas de système mesure directe de la puissance mécanique.

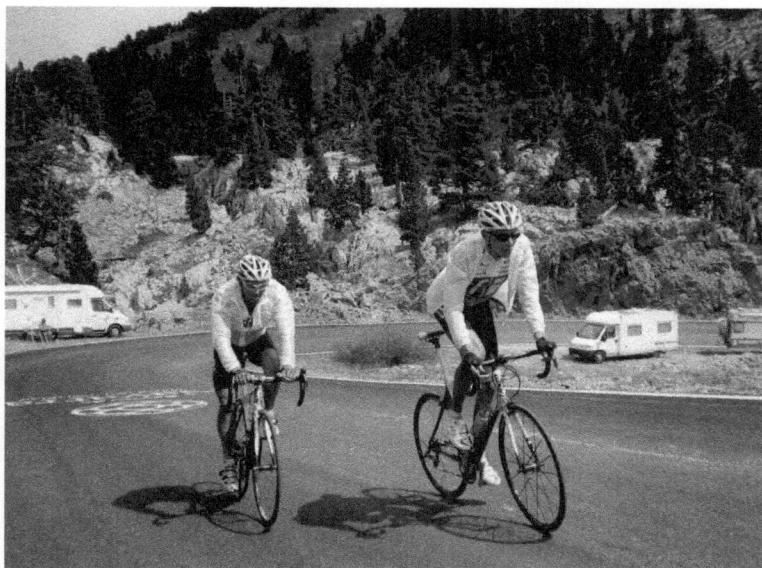

Col de la Pierre Saint Martin, Béarn, avant d'arriver en pays Navarre espagnol

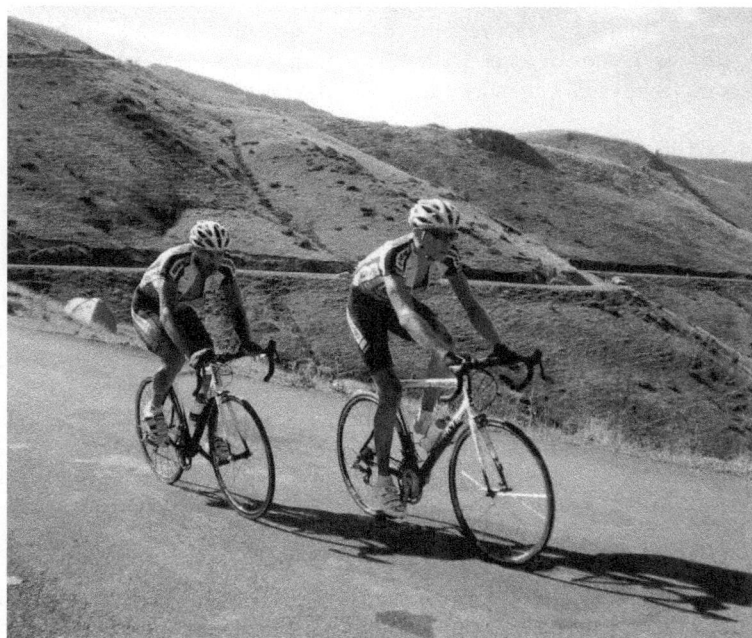

Ascension du col de Bales dans les Pyrénées

3. Suivi cardio-tensionnel

- Fréquence cardiaque de repos :

La FC de repos chez le sujet était habituellement de 53 par minute. Mais initialement, aux premiers jours de l'épreuve, la FC du sujet était plus élevée que d'habitude, puis elle avait progressivement diminuée pour revenir à ses chiffres initiaux. La courbe de tendance de la FC nous a montré une normalisation de sa FC de repos progressivement au cours des 3 semaines de l'épreuve.

La FC de repos est contrôlée par les systèmes sympathique et parasympathique du système nerveux autonome. Au fur et à mesure de l'avancée de « L'Autre Tour », il n'y pas eu d'augmentation de la FC de repos comme cela peut se voir en cas de fatigue d'origine sympathique, ni de diminution de la FC de repos par rapport à sa normale comme cela peut se voir dans une fatigue de mécanisme parasympathique.

En conclusion : Il n'y a pas eu de répercussion de la fatigue sur la FC de repos du sujet

- Pression sanguine artérielle (PSA)

La mesure à l'arrivée des étapes montrait une PSA plus basse autour de 110/80 mm Hg par rapport à une normale de 130/80 mm Hg habituellement chez ce sujet. Cette réaction était normale et correspondait à l'effet du frein vagal engendré par l'effort physique d'endurance.

4. Explorations fonctionnelles respiratoires

Les résultats des tests respiratoires effectués avant, pendant et après l'épreuve nous montre que les trois semaines d'effort fournit sur le parcours du Tour de France n'ont pas eu de répercussion sur les capacités respiratoires du sujet : il n'y a pas eu d'atteinte bronchique et les explorations fonctionnelles respiratoires sont restées inchangées chez un sujet dont les résultats obtenus initialement étaient au dessus des valeurs théoriques.

D'autre part sur le plan clinique le sujet n'a jamais ressenti de gêne respiratoire ou de toux excessive pendant l'effort, ni après.

5. Tests d'aptitude à l'exercice

Lorsque le sujet a passé le deuxième test d'aptitude avec le même protocole que le premier dans le service de médecine du sport du CHU Larrey à Toulouse, 3 jours après l'arrivée, il n'était pas dans les mêmes conditions que le premier test. Tout d'abord il avait peu dormi les jours suivants l'arrivée : il avait fait la route Paris – Toulouse la nuit précédant le test, il n'avait dormi que quelques heures seulement la veille du test, et depuis l'arrivée de « L'Autre Tour » il n'avait fait aucune activité physique de récupération. Les résultats des deux tests sont fournis en annexe IV-2.

Néanmoins on a observé des résultats assez similaires au premier test (cf. résultats page 73):
- Le VO2 max est quasiment identique
- Les seuil ventilatoires SV1 et SV2 n'ont pas évolué (même FC et même puissance)
- La FC max mesurée est plus basse qu'au premier test (186 bpm vs. 192 bpm)
- Le taux maximal de lactate mesuré est diminué par rapport au premier test (7,6 mmol/l vs 8,7 mmol/l), mais la lactatémie sous maximale n'est pas modifiée.
- La PMA (puissance maximale aérobie) est légèrement plus basse (390 watts vs 420 watts)

Les variations de la lactatémie, de la PMA et de la FC max ne sont pas suffisamment significatives et comme le sujet n'a pas réalisé le deuxième test dans les mêmes conditions optimales que le précédent, on peut considérer que les deux tests ne sont pas significativement différents.
Il est difficile de tirer des conclusions avec les résultats d'un seul cas. Cependant les résultats inchangés du deuxième test semblent logiques et en rapport avec l'intensité de l'effort réalisé sur « L'Autre Tour ». En effet nous avons vu que le sujet a réalisé quasiment l'intégralité du parcours en travail aérobie, or il est nécessaire d'effectuer des efforts proches du seuil SV2 pour améliorer le VO2 max. « L'Autre Tour » ne lui a pas permis de réaliser un travail spécifique, comme lors de ses séances d'entraînement, afin d'améliorer son VO2 max et les valeurs du seuil anaérobie.

En rapport avec le syndrome de surentraînement, les résultats observés par ailleurs dans la littérature scientifique rapportent que :

✓ Une étude néerlandaise menée en 2005 et dont le but était de rechercher des marqueurs précoces de surentraînement a montré que doubler le volume d'entraînement et augmenter son intensité de 15% chez des cyclistes bien entraînés n'avait pas d'effet sur la performance physique (objectivé par le même test que notre étude), ni sur le taux maximal de lactates mesuré lors du test et ni sur la fréquence cardiaque maximale[37].

✓ D'autres études montrent que le syndrome de surentraînement du sportif est associé à une perturbation de certains résultats du test d'exercice[4, 5], à savoir :
  - Une diminution de la FC max.
  - Une diminution de la FC lors d'un exercice sous maximal.
  - Une diminution du VO2 lors d'un exercice sous maximal.
  - Une diminution de la PMA.
  - Une diminution du débit expiratoire lors d'un test sous maximal et maximal.
  - Une diminution de la lactatémie lors d'un test sous maximal et maximal.

En conclusion :

Les résultats des deux tests réalisés ne nous apportent pas d'arguments en faveur de l'apparition d'un syndrome de surentraînement, ce qui est d'ailleurs corrélé avec l'ensemble des autres paramètres (cliniques, biologiques, hormonaux) et les résultats du questionnaire de la SFMS. Et il est difficile de dire que « L'Autre Tour » n'a pas amélioré les capacités aérobies du sujet si l'on tient compte des conditions dans lesquelles il a passé le 2ème test. Il aurait fallu que le sujet refasse le test d'aptitude à l'effort quelques jours plus tard, mais cela n'a pu se faire pour des raisons logistiques.

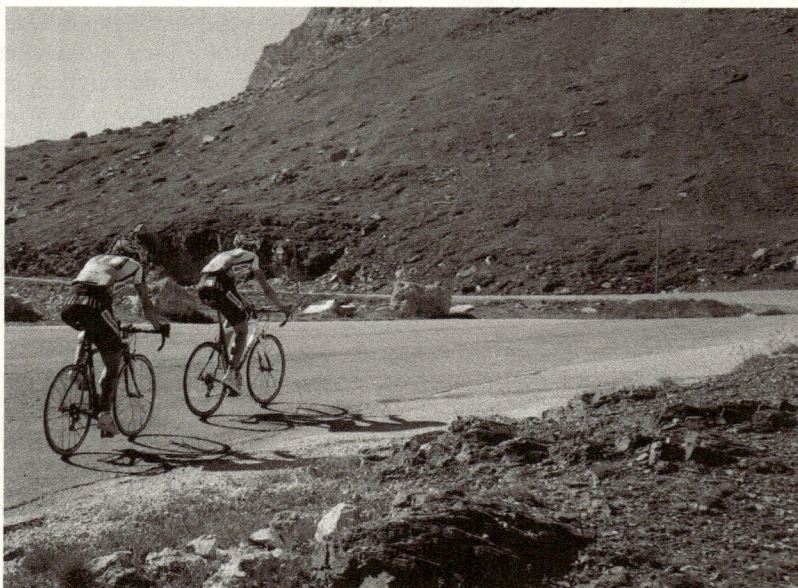

Ascension du col de l'Iseran (2770 m),
1ère difficulté de l'étape Val d'Isère – Briançon

110

IV. SUIVI BIOLOGIQUE

1. Bilans biologiques sanguins standards

Nous avons vu qu'il y avait peu de modifications biologiques, que ce soit avant, pendant ou après « L'Autre Tour ». Nous allons nous pencher sur les quelques résultats qui méritent discussion (cf. tableau suivant) :

Le matin à jeun	J – 6 28/06	14/07	18/07	23/07	J + 1 29/07	J + 3 31/07
Hémoglobine (g/dl)	13,4	13	13,6	12,7	14,7	14
Hématocrite (%)	41,5	42	41,6	39,5	44	43
CPK (UI/l)	128	139	147	142	98	119
Protéines Totales	68	67	75	67	80	72
Sodium (mEq/l)	140	138	139	136	135	139
Potassium (mEq/l)	3,8	4,3	3,8	4,4	4,5	4,1
CRP (mg/l)	0,9	1,5	12	2	<6	0,8
Créatinine (µmole/l)	93					81
Ferritine (µg/l)	23					10

➢ Evolution des paramètres biologique durant « L'Autre Tour » :

- **Hémodilution physiologique** :

On observe une diminution de la concentration d'hémoglobine ([Hb]), du taux d'hématocrite (Htc) et de la protidémie le lendemain de la 15ème étape (5ème étape de montagne à Pau). Cette diminution reflète une expansion du volume plasmatique chez le sujet.

Il a été montré une diminution du nombre de globules rouges, de la [Hb] et une augmentation du secteur plasmatique chez 8 cyclistes amateurs durant une période d'entraînement intensive par rapport à une période d'entraînement normale[38]. Les mêmes résultats ont été observés sur l'étude néerlandaise précédemment citée[37], à savoir une diminution significative de la [Hb], et une légère diminution de l'Htc après avoir doublé le volume d'entraînement et augmenté son intensité de 15% chez des cyclistes bien entraînés. L'étude de cyclistes réalisant une course d'ultraendurance à travers les Alpes montre une expansion du volume plasmatique (diminution de la [Hb], de l'Htc et de la protidémie) le lendemain de l'arrivée[39].

111

Pendant longtemps on caractérisait cette hémodilution physiologique chez le sportif d'endurance de pseudo-anémie ou d'anémie du sportif. Cette « anémie » n'est pourtant pas réelle et ce phénomène se rencontre fréquemment chez les sportifs d'endurance entraînés[40].

- **Déshydratation** :

On retrouve une hémoconcentration (c'est-à-dire une augmentation de la concentration en hémoglobine et hématocrite) et une augmentation de la protidémie le lendemain de la dernière étape de « L'Autre Tour » à Paris. Il s'agissait d'une déshydratation extracellulaire. On observe également une natrémie à la limite de la normale (135 mEq/l, pour une normale > 135 mEq/l). Malheureusement nous n'avons pas le dosage de l'osmolalité plasmatique, qui nous aurait permis de mieux caractériser l'origine de cette hyponatrémie : iso-osmotique (pseudo-hyponatrémie secondaire à l'élévation de la protidémie) ou hypo-osmotique (liée à une perte excessive de sel et/ou un excès d'eau).

- **Créatine Kinase (CPK)** :

Le taux de CPK est resté stable sur tous les dosages effectués. Il ne faut pas oublier que le dosage sanguin ne s'effectuait jamais après l'étape mais le lendemain matin à jeun.
Il existe pourtant de très nombreuses études montrant une augmentation des CPK après un exercice physique éprouvant, liée à des lésions mécaniques et des dommages au niveau des fibres musculaires. Mais cette élévation des CPK chez les sportifs semble se retrouver surtout chez les coureurs à pied, comparativement aux cyclistes où leur élévation semble plus modérée[41]. D'autres travaux de recherche associent une augmentation du taux de CPK à un syndrome de surentraînement[4].
Il n'y a donc pas eu chez le sujet de stigmate biologique témoin d'une éventuelle atteinte musculaire, ni d'un syndrome de surentraînement.
Il faut cependant pondérer ce résultat car nous n'avons dosé comme marqueur biologique de lyse musculaire, durant les trois semaines de l'épreuve, que les CPK (il est à noter que la kaliémie était normale aussi). Or le dosage plasmatique des transaminases (ASAT et ALAT), Gamma GT, LDH et phosphatase alcaline chez des cyclistes professionnels au repos et après la course *Vuelta ciclista* de Valence et le Tour d'Espagne (*Vuelta Ciclista a España*) montrait une élévation de ces enzymes juste après ces deux courses et une normalisation rapide de leur concentration dès le lendemain de la journée de repos. L'élévation plasmatique transitoire de ces enzymes était probablement due à des lésions cellulaires musculaires d'origine mécanique[33].

Il aurait peut-être fallu doser ces marqueurs biologiques dans le suivi biologique pendant « L'Autre Tour » pour rechercher une atteinte musculaire, bien que le taux de CPK mesuré sur les trois semaines de l'épreuve était largement en dessous des normes pathologiques et malgré le fait que les dosages des transaminases, gamma GT et phosphatase alcaline réalisés trois jours après l'arrivée étaient normaux.

- **Inflammation** :

La Vitesse de Sédimentation est restée stable et on n'observe pas non plus d'anomalie de la lignée leucocytaire. Le dosage effectué à Marseille (le lendemain matin de la 10ème étape) montre une CRP à 12, les autres dosages de la CRP sont normaux (cf. résultats biologiques pages 74-75). Ce prélèvement qui semble perturbé a été effectué le lendemain d'une étape longue (229,5 km) avec une température moyenne de 33°C. Le sujet s'en était fortement plaint à l'arrivée, il considérait cette étape plus dure que les étapes de montagne dans les Alpes. Cette élévation isolée et modérée de la CRP pourrait être secondaire à l'effort physique fournit la veille.

Durant « L'Autre Tour » les quatre laboratoires extérieurs sollicités (cf. annexe V) utilisaient la même technique de turbidimétrie pour mesurer la CRP. Mais selon le laboratoire l'étalonnage et le matériel utilisé n'étaient probablement pas similaires. Ce résultat n'est donc peut-être pas significatif.

➢ Evolution des paramètres biologiques avant et après « L'Autre Tour » :

- **Carence en fer** :

Comme nous l'avions souligné au début (page 31), le sujet présentait une tendance à avoir une anémie microcytaire avec une réserve en fer proche de la limite inférieure 6 jours avant le départ.

Les carences en fer chez les sportifs d'endurance ne sont pas rares. En effet une étude avait comparé les réserves en fer de trois populations différentes d'hommes : un groupe témoin non sportif, et deux groupes d'athlètes des J.O. de Séoul en 1988 composés d'un groupe de sportifs entraînés pour l'endurance et d'un groupe entraîné pour des sports de force (judo et lutte). Les résultats montraient que les sportifs d'endurance avaient une ferritinémie plus basse proche de la norme inférieure du laboratoire alors que les autres avaient des taux normaux[42]. Cette tendance carentielle des athlètes d'endurance est donc bien connue, raison pour laquelle les sportifs de haut niveau ont régulièrement des bilans sanguins avec exploration de la ferritinémie. Il faut savoir que le sujet n'avait jamais été exploré sur le plan biologique avant le début de l'étude.

Après les trois semaines d'épreuve on constate une ferritinémie diminuée par rapport au départ. En effet la concentration est passée de 23 µg/l à 10 µg/l (pour une normale > 20 µg/l). Cette carence s'est majorée alors même que les apports alimentaires étaient très importants (cf. discussions sur le suivi nutritionnel).

La diminution des réserves en fer du sujet après ces trois semaines d'effort n'est pas sans rappeler une étude réalisée chez 11 hommes d'âge moyen de 20 ans qui a montré une diminution de la férritinémie de 50% par rapport au début au bout de 4 semaines d'exercices physiques quotidiens intenses[43], ou une autre étude retrouvant une diminution significative de 35% de la férritinémie après 6 semaines d'entraînement[44].

- **Bilan hépatique et créatinine :** Il n'y a pas de modification par rapport au départ.

- **Exploration d'une anomalie lipidique** : On n'observe pas de changement notable du profil lipidique du sujet (cf. tableau ci-dessous)

Bilan lipidique (mmole/l)	J – 6 avant départ : le 28/06	J+3 Après l'arrivée : le 31/07
Cholestérol total	3,94	4,47
HDL	1,47	1,66
VLDL	0,32	0,4
LDL	2,15	2,41
Triglycérides	0,71	0,87

- **Dosage de la Glutamine** :

Il n'y a pas de variation notable de la glutaminémie entre le départ et l'arrivée de « L'Autre Tour ».

Nous allons juste ouvrir une parenthèse sur l'intérêt de doser la glutamine, car il semblerait exister une interrelation chez le sportif entre la glutamine, les infections et le syndrome de surentraînement :

Des études avaient observé que les infections des voies supérieures respiratoires étaient plus fréquentes chez des coureurs à pied très entraînés[28], de même chez des coureurs après un marathon[45] ; et il a été observé une diminution de l'immunité après un effort physique de haute intensité[46]. Cette immunodépression serait due à une augmentation du niveau de cortisol, une diminution du nombre d'immunoglobulines salivaires, mais également à des taux de glutamine diminués[47]. Il existerait également une diminution de la glutamine après des efforts physiques éprouvant et chez les athlètes en situation de surentraînement[48].

Une étude sur l'intervention de la glutamine a donc été mené chez des athlètes d'endurance après un exercice prolongé et il a été montré qu'il y aurait une diminution de l'incidence des pathologies infectieuses chez les sportifs qui prendraient de la glutamine comparativement au groupe placebo[49].

Dans notre étude, le dosage de la glutamine avant et après « L'Autre Tour » n'a pas montré de diminution, et notre cycliste n'a jamais souffert de pathologie infectieuse, notamment ORL, durant les 3 semaines de « L'Autre Tour », ni après l'arrivée.

Il est vrai que le sujet a utilisé des produits énergétiques enrichis en glutamine (de la glutacholine exactement) pendant l'effort et juste après l'effort en boisson de récupération. Cette supplémentation en glutamine pourrait avoir eu un effet positif.

Mais il faut tout de même pondérer la valeur quantitative de cet apport exogène en glutamine comparativement à la grande quantité de protéines que le sujet a ingéré quotidiennement (environ 3g/kg de poids corporel), et donc un apport non négligeable en glutamine fournit par l'alimentation.

- **En synthèse** :

Trois jours après l'arrivée, on n'observe chez le sujet aucune conséquence biologique secondaire à la réalisation du parcours du Tour de France 2007.

La seule anomalie retrouvée a donc été une carence en fer (ferritinémie basse) n'ayant pas eu de conséquence clinique, ni de répercussion sur la lignée érythrocytaire.

2. <u>Bilan hormonal et dosage des marqueurs osseux (cf. page 76):</u>

- **Testostérone** :

Après la première étape des Alpes en montagne, au Grand-Bornand, il semble exister une diminution du taux de testostérone à 3 ng/ml.

De nombreux résultats obtenus chez l'homme indiquent une baisse de la testostérone plasmatique sous l'effet de la fatigue. Par exemple les coureurs de fond ont une testostéronémie beaucoup plus faible que des sujets sédentaires du même âge[50]. Cette hypotestostéronémie se retrouve aussi à l'issue de 4 semaines d'entraînement raid commando[51, 52], à l'issue d'une course de 100 km à pied ou d'un marathon[53], après une épreuve d'ultra-endurance chez des marathoniens[54] et après 6 semaines d'entraînement chez des sportifs amateurs de loisir[55]. Le résultat obtenu chez le sujet semble aller dans le même sens : la répétition d'exercices de longue durée (course à étapes) a pu entraîner une baisse de la concentration plasmatique de testostérone. Cette baisse chez le sujet est tout de même transitoire et de faible intensité (le taux est à la limite inférieure de la normale). Mais elle peut expliquer d'un point de vue clinique la diminution de « vitalité » du sujet que l'on avait observé durant cette courte période (cf. résultats du suivi clinique). Cette diminution ne s'est pas chronicisée comme cela peut se voir dans le contexte d'hypotestostéronémie inexpliquée du syndrome de surentraînement du sportif[3, 4].

Il est actuellement difficile de dire si une hypotestostéronémie chez un sportif est secondaire à un effort physique éprouvant ou si elle est véritablement un marqueur du syndrome de surentraînement[5].

Il est à noter que ce résultat ne semble pas lié à une diminution de la libération de l'hormone lutéinisante (LH) puisque sa concentration plasmatique est restée normale.

- **Cortisol** :

Les résultats de la cortisolémie nous indiquent qu'il y a un respect du rythme circadien de cette hormone. Les différents résultats de la cortisolémie peuvent être comparés entre eux sauf le dosage du 5 juillet qui ne peut être pris en compte car il a été fait le soir à 20h.

La cortisolémie qui sert de base de comparaison est donc de 210 ng/ml le matin de la 2ème étape. Ce chiffre semble tout de même élevé par rapport à la normale (Normale : 107 +/- 2 Déviations Standards, ou DS, avec 1 DS = 52). Par rapport à ce taux de base, les autres dosages nous montrent une tendance à la diminution sur les deux prélèvements réalisées le lendemain d'étape de montagne : au Grand-Bornand (lendemain de la 7ème étape) et à Pau (lendemain de la 15ème étape). Bien qu'il existe une tendance à la diminution sur les deux prélèvements suivants, la cortisolémie reste à un taux normal et cette baisse n'est présente que le lendemain des étapes de montagne car le taux remonte à son chiffre initial le lendemain de l'arrivée à Paris.

Le taux de testostérone et de cortisol semble tous les deux évoluer dans le même sens.

Dans la littérature il a été rapporté que les concentrations plasmatiques de cortisol augmentent après un effort physique court et intense, mais certaines études ont montré une diminution de la cortisolémie après un exercice prolongé de plusieurs heures[56], chez des sportifs bien entraînés après deux semaines d'entraînement doublé de volume et à plus forte intensité[37]. Enfin, dans les états de surentraînement, il existe différents tableaux un peu difficiles à analyser, mais il semblerait qu'il apparaîtrait secondairement un hypocorticisme dans les situations de sollicitation massive et prolongée de l'organisme, avec compétitions répétées[3].

Chez le sujet, cette modification de la cortisolémie peut être consécutive aux efforts physiques de « L'Autre Tour ».

- **Marqueurs thyroïdiens** :

Les taux de TSH et fT3 restent stables, la fT4 plasmatique semble diminuer par rapport aux taux servant de base de comparaison prélevés à Londres et à Dunkerque. La diminution de fT4 est probablement liée à un catabolisme excessif et/ou une sous nutrition relative dans le cadre d'efforts physiques répétés et éprouvants. Cependant la diminution du taux de fT4 est vraisemblablement plutôt liée à un catabolisme excessif vu la quantité d'apport calorique (6900 Kcal/Jour) et de protéines (3 g/Kg/jour) apportées chaque jour en moyenne (cf. suivi nutritionnel).

Concernant la TSH une étude de Lehmann, précédemment citée, n'avait pas montré non plus de modification de la TSH après 6 semaines d'entraînement, mais chez des sportifs amateurs de loisir[55].

- **Insuline et Glycémie :**

L'insulinémie est restée stable, ainsi que la glycémie, ce qui témoigne d'une bonne régulation métabolique.

- **GH (Hormone de croissance), IGF-1 et IGFBP-3** :

Le taux de GH fluctue beaucoup mais les chiffres sont dans les normes. L'étude néerlandaise que nous avons déjà citée n'avait pas montré de modifications de GH et IGF-1 chez des cyclistes bien entraînés après deux semaines d'entraînement doublé de volume et à plus forte intensité[37].

Les taux d'IGF-1 et d'IGFBP-3 sont normaux. Cependant on observe une diminution relative de leur concentration plasmatique au Grand-Bornand. Il n'y avait pas de syndrome inflammatoire au Grand-Bornand (cf. résultats biologiques), ni de syndrome de surentraînement (objectivé par le questionnaire de surentraînement de la SFMS) qui peuvent expliquer cette diminution des concentrations[3].

Cette baisse relative pourrait signifier un catabolisme majoré secondaire aux efforts physiques importants, comme pour le taux de fT4.

- **Ostéocalcine et marqueurs osseux :**

  ✓ On retrouve chez le sujet une diminution du taux d'ostéocalcine par rapport au départ.

  ✓ Le sérum du prélèvement du 5/07 à Londres était lactescent, le sujet n'était pas à jeun, donc les mesures du CTx réalisées ce jour étaient modifiées. Le prélèvement réalisé à Dunkerque le 08/07 (le matin de la 2ème étape) sert donc de base de comparaison avec les autres taux relevés. On observe une diminution du taux de CTx à la limite de la significativité par rapport au taux de base (car il faut une variation de 20 à 30% du CTx pour que cela soit significatif).

  ✓ Par contre il n'y a pas de modification significative de PN1P chez le sujet.

La diminution du marqueur de formation osseuse (Ostéocalcine) et d'un des deux marqueurs de résorption osseuse dosés (CTx) peut laisser supposer une diminution du turn-over osseux chez le sujet étudié. Il faut noter que l'on n'a pas observé de baisse du contenu minéral osseux sur les résultats comparatifs des deux DEXA (Absorptiométrie biphotonique aux Rayons X).
Il a été observé une diminution du turn-over osseux chez des coureurs d'endurance bien entraînés par rapport à une population témoin[57] : Les marqueurs de formation et de résorption osseuse (PN1P et CTx) étaient diminués chez ces sportifs.

- **LH et FSH :**

On observe un rebond de leur concentration le lendemain de l'arrivée à Paris ; les résultats des autres prélèvements sont tous normaux. Il n'y a pas de diminution des taux de LH et FSH qui aurait pu être le témoin d'une prise frauduleuse de stéroïdes anabolisants.
Les études dont nous disposons ne montrent pas de variation observée de ces deux hormones après 6 semaines d'entraînement chez des sportifs amateurs de loisir[55], et ni entre des hommes marathoniens de haut niveau, de niveau moyen et des hommes sédentaires[58].

- **EN SYNTHESE :** *Plusieurs points se dégagent de ce bilan :*

- Les résultats de ces dosages confirment les résultats négatifs des contrôles antidopage car on n'observe aucune modification hormonale en faveur d'une utilisation détournée à des fins de performance.

- Il existe quelques variations liées à un catabolisme protéique majoré.
- On observe une tendance à une diminution du turn-over osseux.
- La testostéronémie à la limite de la normale, au départ de la 8ème étape, semble en corrélation avec la diminution transitoire de la « vitalité » du sujet.

3. <u>Suivi du taux d'hématocrite et de la concentration en hémoglobine :</u>

La concentration d'hémoglobine [Hb] et le taux d'hématocrite (Htc) du sujet fluctuent beaucoup en fonction des étapes (cf. résultats page 77), mais globalement les chiffres s'écartent peu sur l'ensemble des trois semaines. Les résultats retrouvés par les appareils portatifs de mesure, quotidiennement, et par les prises de sang montrent que ces deux paramètres ne semblent pas significativement diminuer sur les trois semaines de « L'Autre Tour ». Pourtant de nombreuses études avaient montré que l'exercice physique d'endurance provoquait une « autohémodilution » physiologique aboutissant à une expansion du volume plasmatique et à une réduction de l'Htc. Il est vrai que l'on observe le lendemain de certaines étapes une diminution de ces deux paramètres, mais pas plus fréquemment qu'une augmentation ; et on ne retrouve pas de corrélation entre la variation de la concentration de ces deux marqueurs et le profil des étapes (c'est-à-dire que l'on n'observe pas plus de diminution après une étape de montagne qu'après une étape de plat).

En plus de l'hémodilution physiologique liée à l'exercice d'endurance, de nombreux autres facteurs devaient probablement intervenir dans l'évolution de ces chiffres: comme un état sub-inflammatoire (cf. résultats biologiques du 18 juillet à Marseille), une déshydratation, ou une hémolyse à minima.

Ces résultats nous montrent donc que l'évolution de la [Hb] et du taux d'Htc était donc probablement plurifactorielle.

On retrouve cependant une constante dans ces résultats : il y a une augmentation marquée du taux d'Htc et de la [Hb] le lendemain des journées de repos par rapport aux chiffres habituels (cf. graphiques page 77) : 44% pour l'Hct et 14,8 à 15,8 g/dl pour la [Hb].

Ces augmentations n'étaient probablement pas dues à une déshydratation, car pendant la journée de repos le sujet avait la possibilité de s'hydrater correctement.

Lors de la première journée de repos le sujet n'avait fait que 45 min d'activité physique (sur vélo Home Trainer) et il n'avait rien fait lors de la deuxième journée de repos. Ces résultats observés semblent indiquer que l'absence d'activité physique sur une seule journée provoquerait une augmentation de la [Hb] et du taux d'Htc.

D'autre part, on observait cliniquement une sensation de jambes lourdes le lendemain de la 2ème journée de repos (où le sujet n'avait fait aucune activité), mais aucune symptomatologie le lendemain de la 1ère journée de repos (où le sujet avait pratiqué un peu d'activité physique sur Home Trainer). Il avait été rapporté que cette sensation était liée à une augmentation de la viscosité sanguine en rapport à une augmentation du taux d'hématocrite[59]. Ce signe clinique se retrouverait précocement chez les sportifs au début du syndrome de surentraînement[4, 5].

Il semblerait donc que l'arrêt brutal d'une activité physique d'endurance provoquerait une augmentation de la [Hb] et du taux d'Htc 24h après l'arrêt de celle-ci, et que ce désordre hémorhéologique pouvant s'exprimer sous la forme de sensation de jambes lourdes[59] s'expliquerait probablement par le fait que le sujet n'a pas pratiqué d'activité physique de récupération lors de la 2ème journée de repos.

Ce phénomène n'était certainement pas, dans le cas du sujet, un signe précoce d'apparition d'un syndrome de surentraînement, car il n'y avait pas de corrélation avec les résultats du questionnaire de la SFMS, ni avec les résultats du suivi biologique, ni une diminution des performances du sujet sur les étapes d'après.

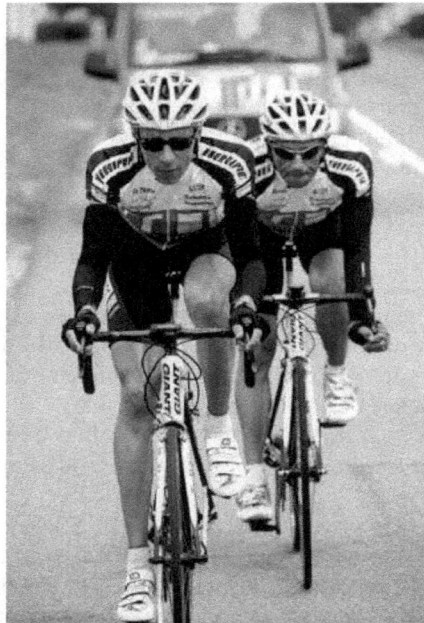

Sur l'étape SEMUR-EN-AUXOIS et BOURG-EN-BRESSE

V. SUIVI NUTRITIONNEL

> ### Apports énergétiques totaux :

Le sujet a eu un apport quotidien de près de 100 kcal/kg/jour (97 kcal/kg/jour). Ses apports étaient bien au-delà de ce qui était préconisé par les recommandations pratiques. L'étude dont le résultat était le plus proche recommandait 60 kcal/kg/jour durant les programmes d'entraînement intensif[13]. Dans la littérature, on ne retrouve aucune recommandation concernant les cyclistes de haut niveau dans des situations d'effort d'extrême d'endurance.

Le suivi nutritionnel de deux cyclistes ayant parcouru une course de 2050 miles (soit 3300 Km) en 10 jours montrait des résultats similaires à notre étude en terme d'apport énergétique. Leur consommation énergétique quotidienne était de 113 kcal/kg/jour[60]. Cependant ce suivi concernait une course d'ultra-endurance dont le principe différait complètement de celui du Tour de France.

Les apports énergétiques du sujet se rapprochent de ceux des 2 études de terrain[15, 16] réalisées chez des cyclistes professionnels sur un Tour de France et sur un Tour d'Espagne «*Vuelta Ciclista a España*», avec des apports énergétiques de 5900 kcal et 5609 kcal/jour respectivement (cf. tableau récapitulatif comparatif page 124).

> ### Apports énergétiques de chaque macronutriment :

Beaucoup d'études expriment les apports des macronutriments en terme de pourcentage de la prise énergétique totale ce qui est peu représentatif lorsque les apports énergétiques sont très élevés dans certaines situations d'effort physique comme celle étudiée ; il est donc préférable de les exprimer en gramme par kilo de masse corporelle plutôt qu'en terme de pourcentage de la prise énergétique totale [61].

Nous allons discuter de la contribution de chaque macronutriment sur l'apport énergétique quotidien du sujet :

- *Glucides* :

Durant « L'Autre Tour » le sujet a consommé 56% de l'apport énergétique en Glucides soit 13,2 g/kg/Jour.

Nous avons vu qu'il était recommandé un apport glucidique de 70%[10], et pour les cyclistes d'endurance, une autre recommandation préconisait un apport glucidique de 8 à 11g/kg/jour[13].

Les résultats obtenus nous montre que l'objectif n'est pas atteint en terme de pourcentage de l'apport total, mais qu'il le dépasse largement lorsqu'il est exprimé en gramme par kilo de masse corporelle.

Dans l'étude de Brouns et al.[62] il était montré que la performance cycliste en endurance était remarquablement meilleure lorsque la prise glucidique était augmenté de 60% à 80%, ce que Costill avait déjà souligné un an auparavant en suggérant que la déplétion en glycogène étant le facteur limitant de la performance sportive[12]. Pour arriver à un tel niveau d'apport, la prise de produits hyperglucidiques est essentielle pour permettre la réplétion des muscles et du foie en glycogène. Durant une compétition telle que le Tour de France, les athlètes doivent donc constamment maintenir leur stock en glycogène aussi bien durant l'étape que durant les 18h qui reste avant l'étape du lendemain. Les résultats des études de Brouns et al.[62, 63] ont suggérés que 12 à 13g de glucides/kg/Jour, dans des conditions d'extrême endurance, était le maximum énergétique en glucide que pouvait métaboliser l'organisme. Si cette hypothèse est vraie cela signifie qu'un apport supplémentaire en glucides n'est pas requis pour augmenter la performance.

Chez le sujet étudié la prise quotidienne glucidique a donc été suffisante et efficiente (13,2g/kg/J). Par rapport aux deux études de terrain, on retrouve le même résultat sur l'étude de Saris[15] et quasiment le même sur celle de 1998[15, 16] (cf. tableau page suivante).

- *Protides* :

Il est intéressant de voir l'importance de la prise en protéines. Les apports normalement recommandés en protéine pour des exercices physiques éprouvants sont de 1,5 à 2,0 g/kg/Jour[64].
Dans notre étude, le sujet a consommé 12% d'apport énergétique en Protides, soit 3g/kg/Jour. Ce résultat est strictement superposables à ceux des deux études de terrain[15, 16].
Deux recommandations nous indiquaient que les besoins en protéine sont largement couverts en cas d'apport énergétique élevé[13] et qu'une supplémentation en protéine n'était pas nécessaire chez les sportifs élites en cas d'apport suffisant (1,2 à 2g/kg/jour)[10].
Les résultats que nous avons obtenus concernant la consommation en protéine du sujet sur les trois semaines confirment ces recommandations : le sujet a largement couvert ses besoins. Une augmentation de l'apport protéique aurait probablement eu un effet négatif sur l'apport glucidique et par la même sur les capacités d'endurance du sujet. L'étude de Saris[15] soulignait aussi le fait qu'une supplémentation protéique serait superflue.

On remarque également que l'apport quotidien en protéine a été stable sur les trois semaines de « L'Autre Tour », et qu'il y a eu peu de variation quotidienne par rapport aux apports en glucides et lipides. Comparativement aux apports protéiques, les apports lipidiques et glucidiques fluctuent beaucoup en fonction des besoins quotidiens, comme le montre bien le graphique ci-dessous. Cet apport régulier en protéine confirme bien le fait qu'un apport supplémentaire en protéine n'est pas utile et que si l'apport calorique est important les besoins sont largement couverts par l'alimentation du cycliste.

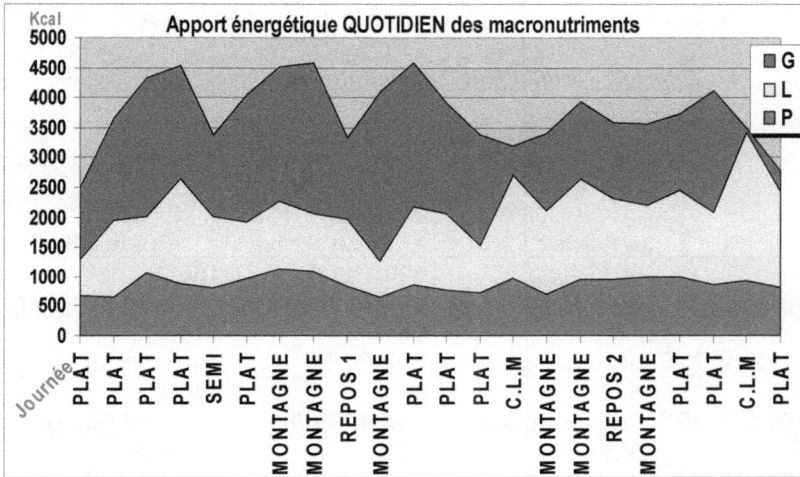

Apport énergétique QUOTIDIEN des macronutriments

Il est à noter également que cette quantité de protéines ingérées ne semble pas avoir eu de conséquence sur la fonction rénale du sujet d'un point de vue biologique puisque la créatininémie n'a pas évolué après les trois semaines d'effort.

- *Lipides* :

Le sujet a consommé 32% d'apport énergétique en Lipides soit 3,4g/kg/Jour.
L'apport énergétique total a été plus conséquent chez notre sujet que chez les cyclistes professionnels de l'étude de référence[15] (6911 kcal/j vs. 5900 kcal/j) : cet apport calorique plus important est uniquement du à une prise lipidique plus importante, car les apports en protides et glucides sont strictement identiques (cf. tableau ci-après).

Quelques raisons peuvent expliquer cela :
- La cuisine *à l'italienne*, riche en huile d'olive.
- Toutes les prises alimentaires du sujet étaient rigoureusement répertoriées, de même que les assaisonnements (huile, sauce et beurre) riches en lipides. Si ces éléments n'avaient pas été bien répertoriés dans l'alimentation quotidienne des cyclistes sur les autres études [15, 16], cela aurait pu être responsable d'un biais concernant l'apport lipidique. Ce biais sur ces autres études est

possible, car pour assurer un suivi rigoureux de toute l'alimentation il faudrait une personne derrière chaque coureur, ce qui était le cas dans notre étude.

- Sur les deux derniers jours de « L'Autre Tour », il y a eu deux dîners en restaurant avec un repas très riche en lipide(cf. menus en annexe XIII), ce qui se retrouve sur le graphique de la page précédente.

- *Tableau récapitulatif comparatif avec les deux études de terrain[15, 16]* :

APPORT ÉNERGÉTIQUE PAR JOUR ET CONTRIBUTION DE CHAQUE MACRONUTRIMENT		
SUJET Poids : 71 kg	**ETUDE REFERENCE** Poids 69 kg	**ETUDE 1998** Poids 67kg
ÉNERGIE 6911 kcal soit 97 kcal / kg	5900 kcal soit 86 kcal / kg	5609 kcal soit 84 kcal / kg
PROTÉINE 12% soit 3g/kg	15% soit 3g/kg	14,5% soit 3g/kg
GLUCIDES 56% soit 13,2g/kg	61% soit 13,2g/kg	60% soit 12,5g/kg
LIPIDES 32% soit 3,4g/kg	23% soit 2,2g/kg	25,5% soit 2,4g/kg

> **Apports des micronutriments :**

Une recommandation nutritionnelle du cycliste d'endurance [13] spécifiait que les besoins en micronutriments étaient largement couverts (c'est-à-dire avec respect des apports nutritionnels recommandés) en cas d'apports énergétiques élevés supérieurs à 60 kcal/kg/jour (soit > 4260 kcal/Jour si on ramène au poids du sujet).

Cette recommandation ne semble pas s'appliquer dans tous les cas puisque pour supplémenter leur besoin en vitamines ou minéraux les cyclistes professionnels ont parfois recours en plus de l'apport oral de concentrés vitamines/minéraux à des injections (IV ou IM) de vitamine B12 et de fer essentiellement [15, 30]. Contrairement à ces pratiques qui existent dans le milieu cycliste professionnel, le sujet de l'étude n'a jamais eu de supplémentation vitaminique ou minérale par voie IV ou IM.

Le suivi biologique du sujet sur les trois semaines de « L'Autre Tour » nous a permis de découvrir que le seul marqueur biologique altéré concernait sa réserve en fer. Sachant que la ferritinémie était déjà à la limite inférieure de la normale avant le départ (23 µg/l pour une normale supérieure à 20 µg/l) une carence en fer est semble t-il apparue après les trois semaines de l'épreuve où elle est passé à une concentration de 10 µg/l trois jours après l'arrivée. L'apport journalier moyen en fer du sujet sur « L'Autre Tour » a été de 59 mg/jour (31 mg par l'alimentation et 28 mg d'apport exogène). Un homme adulte ayant une alimentation équilibrée doit avoir selon les recommandations actuelles un apport quotidien en fer de 12 mg/jour[65]. Il semblerait donc que les besoins en fer du sujet n'aient pas été suffisamment couverts durant les trois semaines malgré l'importance de l'apport quotidien en fer (près de 5 fois l'apport recommandée).

Plusieurs raisons peuvent expliquer cette carence en fer:

✓ Un défaut d'absorption digestif :

En effet nous avons vu que le sujet avait présenté de nombreux symptômes digestifs, à type de côlon irritable, avec diarrhée et douleurs abdominales essentiellement. L'atteinte de la muqueuse intestinale a donc probablement été le principal facteur de cette carence en fer par diminution d'absorption digestive.

✓ Un saignement digestif chronique :

L'effort physique chez le sportif est responsable de saignements digestifs. Ces saignements sont attribués à la réduction du flux sanguin splanchnique, aux microtraumatismes par secousse abdominale ou par hyperpression liée à la position sur le vélo[66]. Les efforts quotidiens de 6 à 8h par jour pendant trois semaines ont très certainement majorés les saignements digestifs, et la perte en fer n'était probablement plus négligeable. D'autre part au début de l'épreuve, le sujet s'était plaint de saignements liés à des ruptures hémorroïdaires.

✓ Une perte excessive par voie sudorale, urinaire ou par les fèces.

Cette carence en fer aurait pu être évitée si elle avait été diagnostiquée suffisamment tôt ; on aurait pu la détecter quelques mois avant le départ de « L'Autre Tour », d'où l'importance d'un suivi biologique régulier chez le sportif d'endurance.

Deuxièmement, ce résultat nous amène à penser que la supplémentation vitaminique et minérale du sportif d'endurance de haut niveau n'est pas à négliger, et il aurait été intéressant lors de prochains travaux de doser d'autres marqueurs comme le magnésium, les vitamines du groupe B, la vitamine C et la B12 afin de confirmer ces impressions.

➤ **Répartition alimentaire quotidienne comparative** :

Nous avons comparé la prise alimentaire du sujet par rapport aux cyclistes professionnels de l'étude de 1998 [16] :

RÉPARTITION ÉNERGÉTIQUE QUOTIDIENNE MOYENNE				
	PETIT DÉJEUNER	ÉTAPE	COLLATION DU SOIR	DÎNER
SUJET	23,5 %	32 %	12,5 %	32 %
ÉTUDE 1998	32 %	13 %	12 %	43 %

NB : sont exclus les étapes de contre-la-montre et les journées de repos.

On ne peut pas comparer nos résultats avec l'étude de Saris[15] car les apports énergétiques quotidiens rapportés étaient comptabilisés sur 24 heures. Il n'existait donc pas de données concernant la répartition des apports énergétiques sur la journée.

Le tableau ci-dessus nous indique que la principale différence entre ces deux études est que la répartition de la consommation énergétique du sujet est très différente de celle des cyclistes professionnels de l'étude de 1998. Le sujet de notre étude avait un apport énergétique beaucoup plus important durant les étapes, que les cyclistes professionnels.

La raison de cette différence est évidente : durant les grands Tours (Tour de France, Tour d'Espagne ou d'Italie) il existe des zones bien déterminées sur le parcours des étapes qui autorisent un ravitaillement « solide », ce qui n'était pas du tout le cas du sujet qui pouvait s'alimenter à tout moment sur son vélo. Ceci représentait un avantage non négligeable pour le sujet. On sait bien que la déplétion en glycogène est un facteur limitant de la performance physique, il était donc logique que le sujet consomme la majorité des apports glucidiques durant les étapes (37% des apports totaux en glucides). A contrario cela explique pourquoi les professionnels du Tour d'Espagne consommaient plus entre les étapes (au petit déjeuner et au dîner) pour compenser la carence d'apport sur les étapes, et pour permettre une réplétion des stocks hépatiques et musculaires en glycogène avant le départ de la prochaine étape. La différence d'apport énergétique entre le sujet et les professionnels pendant les étapes se retranscrit donc sur les repas entre les étapes (cf. tableau page précédente)

Ceci nous fait remarquer que la stratégie de course chez les professionnels sur un grand Tour serait peut-être différente si les apports énergétiques n'étaient pas réglementés comme ils le sont actuellement.

➢ **Conclusion** :

Les résultats de notre enquête nutritionnelle nous montrent des résultats similaires à l'étude de Saris[15] qui sert encore aujourd'hui de référence. Ce qui est remarquable c'est que l'étude du suivi nutritionnel d'un seul sujet nous a permis d'obtenir les mêmes résultats que ces deux études de terrain[15, 16], mis à part l'apport en lipides plus important.

Les résultats que nous avons obtenus sur le suivi nutritionnel du sujet et ceux sur les cyclistes professionnels du Tour de France et d'Espagne [15, 16] rendent bien compte que les différentes recommandations nutritionnelles du sportif qui existent dans la littérature ne s'appliquent pas entièrement aux athlètes réalisant des efforts d'ultra-endurance ou une course à étapes sur plusieurs semaines telle que le Tour de France. Durant ces périodes les besoins nutritionnels du sportif sont largement augmentés.

Ce qui ressort de ces travaux c'est que le sportif en situation d'effort d'ultra-endurance doit avoir une consommation de 12 à 13 g/Kg/Jour d'apport en glucides, que l'apport protéique conseillé de 2 à 3 g/kg/Jour dans cette situation est largement couvert et ne nécessite pas de supplémentation, et qu'il faut un apport complémentaire en micronutriments et notamment en fer en quantité suffisante.

Pour rappel le sujet avait reçu les conseils d'un diététicien de médecine du sport et des menus types pour les trois semaines de course avaient été mis en place avant le départ. Mais durant « L'Autre Tour » le sujet était libre de manger ce qu'il voulait et quand il voulait, nous n'étions jamais intervenu sur son choix ou son rythme alimentaire, et comme on le voit à certains moments il y avait un certain « laisser aller » alimentaire (cf. menu du 13 juillet pages 128-129). Le sujet ne se privait de rien et prenait tout ce qui lui faisait plaisir, il ne respectait pas de règle ni de principe alimentaire contrairement à la préparation des neufs mois précédents le départ de cette épreuve où il suivait une alimentation très stricte dans laquelle il ne prenait ni biscuit, ni sucrerie, ni lait, ni fromage, ni chocolat, ce qui était donc très différent de « L'Autre Tour ».

On peut considérer que si le cycliste est suffisamment bien informé des consignes alimentaires pour gérer au mieux sa performance physique il n'est donc pas nécessaire de le surveiller pour veiller à leurs applications, puisque comme on l'a vu il a largement couverts ses besoins alimentaires pour les trois semaines de course et son poids est resté stable, et il est tout à fait possible d'avoir une alimentation équilibrée et diversifiée pendant le Tour de France, sans torture psychologique.

Une chose importante à noter est que vers la fin de la 1ère semaine de « L'Autre Tour » s'est installé chez le sujet une sorte de lassitude et de monotonie gustative. En effet il ne supportait plus les barres énergétiques et les différents produits sucrés qui lui étaient fournis pendant l'étape. Secondairement, il s'était mis à manger des produits salés sur le vélo (de type cacahuètes, noix de cajou, gâteaux apéritifs...) pour alterner le goût, les saveurs et changer de cette monotonie alimentaire qui s'était installée.

L'alimentation du sportif en situation d'endurance sur une longue période de compétition, comme « L'Autre Tour » n'est pas évidente car la très grande quantité alimentaire ingérée chaque jour peut générer petit à petit un dégoût de certains aliments. Et c'est pour ces raisons que l'on observait secondairement dans les apports quotidiens du sujet une alimentation différente du début et qui pouvait sembler peu recommandable pour un sportif (cf. en annexe XIII l'ensemble de l'alimentation du sujet). Cependant cette diversification alimentaire était indispensable pendant les trois semaines de « L'Autre Tour » afin de pouvoir assurer des apports énergétiques nécessaires. Dans ce contexte, l'alimentation doit donc tenir compte de ce paramètre car si le sportif perd ce plaisir gustatif et alimentaire il risque de s'alimenter insuffisamment et de se retrouver dans une situation de sous nutrition relative avec des apports énergétiques ne couvrant pas entièrement les dépenses énergétiques quotidiennes.

En conclusion, dans une situation comme celle-ci il vaut mieux laisser le sportif s'alimenter selon ses envies du moment et avec diversité.

Autre point de ce suivi nutritionnel, c'est que l'on a remarqué qu'il n'y a pas eu réellement de facteur qui ait pu altérer la prise alimentaire du sujet comme le suggérait Brouns et al.[14] : le stress physique et psychique n'ont semble t-il pas agit sur son appétit, le temps disponible pour s'alimenter et digérer a été correct. En revanche il est vrai que le large volume du bol alimentaire apporté par le sujet a créé quelques intolérances gastriques mais cela a été de courte durée et n'a pas eu de conséquence pour la poursuite de l'épreuve. Il faut noter tout de même que le stress psychique du sujet n'était pas le même que celui des coureurs cyclistes professionnels, et que le stress physique lié à l'intensité de l'effort n'était pas non plus le même que les cyclistes professionnels du Tour de France, comme on l'a souligné auparavant.

Exemple de menu sur « L'Autre Tour » :

APPORTS ÉNERGÉTIQUES (en kcal) du 13 juillet 2007				
ÉTAPE 7: BOURG EN BRESSE – LE GRAND BORNAND	G	L	P	TOTAL
	4510	2267	1131	8021

(G : glucides, L : lipides, P : protides)

➢ **Petit déjeuner** :

- Fromage blanc 120g avec 30g de céréales chocolatées
- 1 petit oain au chocolat : 25g
- Pate à tartiner Nutella : 40g
- Pain : 110g
- Compote de pomme : 100g
- Gâteau 4 quart : 65g
- Miel : 25g
- 2 œufs (sans le jaune d'œuf)
- Beurre : 8g
- 8 abricots secs
- Camembert : 30g
- Une tasse de thé sans sucre

> **Pendant l'étape** :

- 1 barre énergétique ACTIV G (30g) + 1 gel glucose ACTIV G (25g)
- 1 Banane
- Pain : 150g
- 4 tranches de Bresaola (charcuterie italienne) :32g.
- Thon à l'huile: 80g
- 2 tranches de jambon : 160g avec 25g de fromage Cheddar.
- Ananas au sirop : 20g
- Pate à tartiner Nutella : 20g
- 4 bidons d'eau + silice
- 2 bidons d'eau + sirop de menthe : 80g
- 3 bidons énergétiques ACTIV G (180g)
- 2 Mangues séchées + 6 Abricots secs + 2 tranches d'ananas séchés

> **A l'arrivée de l'étape :**

- 1 banane et 2 tranches d'ananas séchés
- 1 bidon de récupération ACTIV G (32g)
- Compote de pomme : 90g
- 150g de Müesli avec 150g de Yaourt blanc nature

> **Au dîner :**

- Pâtes alimentaires : 430g avec 150g de Sauce tomate et 15g de parmesan râpé
- Huile d'olive : 40g, huile de tournesol : 7g, vinaigre : 10g
- Omelette nature de 2 ½ œufs
- Pain: 240g
- Salade verte: 170g
- Poulet : 110g
- Fromage de chèvre : 93g
- Poires au sirop : 148g
- Pate à tartiner Nutella : 40g

> **Avant de se coucher :**

- Compote de pomme : 100g

VI. BILAN PSYCHO-COMPORTEMENTAL

1. Profil de personnalité

Nous avons vu qu'avant le départ du Tour le sujet ne présentait donc aucun trouble thymique qui aurait perturbé la réalisation de cette épreuve, ni d'anxiété qui aurait modifié son comportement au cours des trois semaines du Tour de France.

- **L'Inventaire de Personnalité d'Eysenck (E.P.I.)**

Il nous a permis d'apprécier la stabilité de caractère, l'indice de névrosisme et l'introversion / extraversion. Les résultats de ce questionnaire nous indiquaient un sujet très extraverti avec une bonne stabilité caractérielle, un névrosisme bas et une bonne acceptabilité de lui-même.

On peut comparer les résultats de cette évaluation de la personnalité du sujet avec ceux des cyclistes professionnels de l'équipe FAGOR de 1989 et d'un cycliste de l'équipe TVM de 1996 (réalisée dans le service de médecine du sport du CHU Larrey lors d'un bilan psychologique):

	N	E	L
	12	14	6
	12	15	5
EQUIPE FAGOR	13	9	3
DE 1989	11	15	3
	5	4	7
	3	7	5
	8	7	5
CYCLISTE de l'équipe TVM	16	16	3
LE SUJET	6	19	3

N : indice de névrosisme ; E : extraversion / intraversion ;
L : échelle de sincérité

On voit qu'il existe chez le sujet une note d'extraversion plus élevée que chez les autres cyclistes.

Les résultats de l'inventaire de personnalité d'Eysenck pratiqué chez un groupe de 15 cyclistes de haut niveau et un groupe de 58 cyclistes de bas niveau[67] montraient que les cyclistes de haut niveau sont plus stables et plus extravertis que les cyclistes de bas niveau, c'est-à-dire qu'ils avaient une note en N (névrosisme) plus faible et une note en E (extraversion) plus haute. D'autre part ces cyclistes de haut niveau sont plus stables (N bas) que la population de référence.

Cette étude qui a montré une forte tendance des cyclistes à l'extraversion évoque le fait que c'est un trait de caractère constant de la personnalité du cycliste.

Les résultats de cette étude semblent en corrélation avec le profil de personnalité du sujet étudié.

- **Le Questionnaire de Personnalité pour le Sportif (Q.P.S.):**

Ce questionnaire permet d'évaluer la personnalité du <u>sportif de compétition</u>. Dans le cas du sujet c'est un peu différent car il ne fait pas la course contre d'autres concurrents, mais contre lui-même uniquement. Le fait qu'il ne soit pas en situation de compétition est un biais dans l'interprétation des résultats du QPS, car de nombreuses questions du QPS relatives au domaine motivationnel et relationnel sont de ce fait biaisées.

2. <u>Suivi psychologique</u>:

- **Le questionnaire abrégé de Beck :**

Selon les différents seuils de gravité retenus par Beck et Beamesderfer[20] le sujet n'a pas présenté ni avant, ni pendant « L'Autre Tour » des traits caractériels de syndrome dépressif. Cependant après ces trois semaines d'efforts réalisés par le sujet on note que ce score a tendance à augmenter à distance de l'arrivée de « L'Autre Tour » avec un score mesuré à 5 au bout de quinze jours après l'arrivée. Cette tendance peut laisser supposer une modification des traits de caractère du sujet réactionnel à ces trois semaines d'efforts intenses.

Pour rappel un score compris entre 4 et 7 signifie une dépression légère. Il faut néanmoins nuancer ce résultat car il est isolé et transitoire dans le temps, les résultats des autres questionnaires réalisés après étant à un score plus bas.

- **La feuille d'auto analyse d'anxiété de Catell :**

L'indice d'anxiété du sujet est faible avant, pendant et après le Tour ce qui lui permet d'avoir un bon niveau de confiance en lui. L'anxiété ne semble pas avoir jouer un rôle défavorable sur sa performance sportive pour la réalisation de « L'Autre Tour ».

Cependant les effets négatifs et positifs du stress sur la performance sportive ne peuvent réellement se voir qu'en situation de compétition ce qui n'est pas le cas du sujet. Le stress du sujet était différent de celui des professionnels car les enjeux n'étaient pas les mêmes.

En dehors de situation compétitive les résultats observés de ces analyses chez des cyclistes professionnels de l'équipe FAGOR de 1989 et un cycliste professionnel de l'équipe TVM de 1996, lors d'explorations psychologiques réalisées dans le service de médecine du sport du CHU Larrey, sont les suivants :

	Score de Catell
	3
	5
EQUIPE FAGOR DE1989	4
	6
	4
	4
	5
CYCLISTE de l'équipe TVM	8
LE SUJET	2

Ces résultats montrent que le sujet non seulement n'avait pas de stress avant le départ mais que son niveau était plus bas que les cyclistes professionnels observés en dehors de situation de compétition. Avant de prendre le départ le niveau d'anxiété du sujet était donc très bas.

3. Sommeil

La durée du sommeil du sujet que ce soit avant, pendant ou après le Tour n'a sensiblement pas changée.
Le sommeil a toujours été de bonne qualité, le sujet ne s'en est jamais plaint, sauf concernant des symptomatologies musculaires à type de courbatures qui pouvaient le réveiller.
L'endormissement était rapide et on note l'absence de réveil nocturne sur les trois semaines de l'épreuve sauf pour assouvir un besoin naturel (miction).
L'heure du coucher était très irrégulière car dépendait du travail journalistique que faisait le sujet durant « L'Autre Tour » et qui se terminait parfois à des heures tardives.

« L'Autre Tour » ne semble pas avoir eu de répercussion notable sur son sommeil.

4. Conséquences psychologiques après l'arrivée :

Plus que de la satisfaction, le sujet était plutôt soulagé d'avoir terminé « L'Autre Tour ». C'était un projet durant lequel il était surtout marqué et affecté par les 9 mois de préparation qui ont précédés le début du Tour. Le sujet n'avait quasiment pas eu de vie sociale et peu de temps libre car toutes ses journées tournaient autour du vélo.

Il n'était donc pas mécontent de retrouver une vie sociale normale avec moins de contraintes.

A seulement une semaine de l'arrivée de « L'Autre Tour », le projet lui paraissait très lointain dans sa tête, il avait déjà tourné cette page sportive réussie. Mais seulement au bout de 5 à 6 jours il avait repris le cyclisme à raison de 2h30 à 3h par jour, 6 jours sur 7. Le vélo fait partie de sa vie et il ne peut le quitter. C'est une dépendance qui n'est pas nouvelle puisqu'il pédale depuis son adolescence.

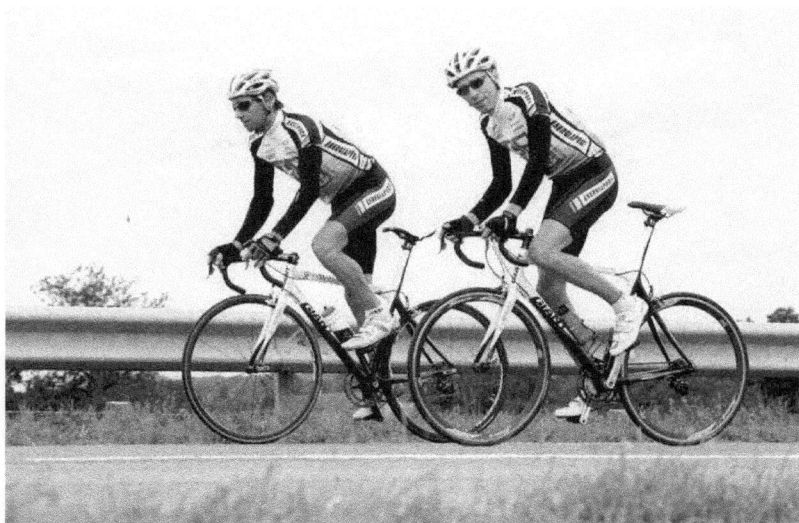

DERNIÈRE ÉTAPE

SPRINT FINAL

EN SYNTHESE :

Peut-on réaliser le parcours du Tour de France à un rythme soutenu, sans conséquence néfaste pour l'organisme, en respectant le règlement antidopage?

La réponse est **OUI**,

A. Un cycliste amateur peut réaliser le parcours du Tour de France :

Le sujet est bien un cycliste non professionnel. Il a pu réaliser cette épreuve tout en poursuivant son métier de journaliste. Mais il a réussi ce défi pour plusieurs raisons :

- L'entraînement :

Le sujet a eu la capacité de s'entraîner plus de 100 heures par mois, faire 25000 km en une année et 3 mois de musculation.

- Le résultat des tests d'aptitude à l'exercice :

Les résultats montraient que les capacités d'endurance du sujet étaient celles d'un très bon cycliste.

- Les données anthropométriques :

Compatibles avec un cycliste de bon niveau (11% de MG avant le départ).

- Le respect de règles hygiéno-diététiques strictes durant toute sa préparation.

- Un profil psychologique adapté à ce challenge :

Il lui a fallu de la détermination mais aussi du sacrifice pour consacrer ses neufs derniers mois avant l'épreuve exclusivement au cyclisme, au détriment d'une vie sociale et professionnelle.

- Une logistique et un accompagnement adapté :

Il a réussi également grâce à l'aide d'une équipe accompagnante composée d'un kinésithérapeute, d'un cuisinier, et d'un réparateur vélo.

B. A un rythme soutenu :

Au total la vitesse moyenne du sujet a été de 28,5 km/h pour 3570 km.
Est-ce rapide, pas rapide ? Mais quelle peut être la définition d'un rythme soutenu ? Et soutenu par rapport à qui ?
Cette vitesse moyenne est plus rapide que la moyenne de 24 Tours de France, dont le plus récent est de 1933 (cf. tableau des vitesses du Tour de France en annexe XV). Actuellement, par rapport à un amateur c'est une bonne vitesse, mais par rapport à un cycliste professionnel du Tour de France 2007 c'est très inférieur. Mais comme nous allons le voir de nombreux facteurs pondèrent ces résultats.

C. Sans conséquence néfaste pour l'organisme :

- Conséquences cliniques :

« L'Autre Tour » n'a eu aucun effet délétère sur le sujet mis à part de la pathologie bénigne liée à une hypersollicitation et qui se retrouve dans toute pratique sportive intensive. Il n'a montré aucun signe de fatigue pathologique ni de syndrome de surentraînement.

- Conséquences anthropométriques :

Aucune conséquence néfaste ; bien au contraire, le sujet a perdu 3 % de masse grasse (de 11% à 8%) dont essentiellement de la graisse viscérale et a gagné de la masse maigre (+ 1,2 kg de muscles aux membres inférieurs). Son poids est resté stable.

- Conséquences physiologiques :

Les résultats des tests d'aptitude à l'exercice n'ont pas significativement changé, ni la fonction ventilatoire.

- Conséquences biologiques et hormonales :

La seule anomalie biologique retrouvée a été une carence en fer majorée par les trois semaines de « L'Autre Tour » et qui était sous jacente avant le départ.
D'un point de vue hormonal, les perturbations notables sont essentiellement dues à un catabolisme majoré lié à l'activité physique importante du sujet, mais transitoire.

- D'un point de vue nutritionnel :

Tous les besoins nutritionnels du sujet semblent avoir été couverts. Son poids est resté stable, les apports alimentaires ont donc couvert les importantes dépenses énergétiques quotidiennes.

- Conséquences psychologiques :

Aucune conséquence notable, sauf la satisfaction d'un défi de taille réussi.

D. En respectant le règlement antidopage:

Les 8 contrôles antidopage sont tous négatifs (urinaires, sanguins et capillaires).

UN TOUR DE FRANCE « A L'EAU CLAIRE » ?

Cette étude prouve à tous les passionnés du cyclisme et du Tour de France (TDF), mais désabusés par les multiples affaires de dopage et ne croyant plus à un cyclisme professionnel « propre », que le parcours du TDF est humainement possible.

« Le Tour de France est une épreuve tellement inhumaine que les coureurs sont obligés de se doper pour la terminer ». Voilà une déclaration qui est désormais à bannir. Tous les détracteurs, et journalistes sportifs en premier, qui récemment encore expliquaient que la difficulté du TDF obligeait les coureurs à se doper avaient bien tort.

Le résultat de cette étude prouve bien qu'on peut réaliser le parcours du TDF sans produits dopants.

L'humoriste Coluche disait que *« si les coureurs du Tour de France ne se chargeaient pas, ils arriveraient à Noël ! »*. Cette phrase humoristique reflète bien l'opinion publique d'une manière générale. Mais c'est une belle erreur, car non seulement le parcours du TDF est possible pour un cycliste amateur très bien entraîné sans l'aide de produit dopant, mais en plus il l'est sans conséquence néfaste pour l'organisme à une vitesse moyenne de 28,5 km/h.

Le kilométrage et la difficulté du parcours du TDF sont donc des faux problèmes dans la lutte contre le dopage.

Mais attention, réaliser l'intégralité du parcours du Tour de France, ce n'est pas faire la course du Tour de France. Les différences entre les coureurs professionnels du TDF et le sujet ainsi qu'entre l'organisation du TDF et de « L'Autre Tour » sont nombreuses.

Nous allons passer en revue ces différences :

> ## Le Tour de France 2007 par rapport à « L'Autre Tour »:

✓ **Un rythme de course très différent** :

La vitesse moyenne est plus élevée de 10 km/h (39 km/h de moyenne sur le Tour 2007 pour le vainqueur et <u>37,6 km/h pour le dernier du classement</u>).

Les coureurs professionnels roulent à un rythme plus saccadé : ils doivent répondre aux attaques, rouler en échappée, remonter le peloton pour le porteur de bidon, soutenir le leader de l'équipe. L'objectif n'est pas de rouler vite mais de battre un concurrent, et c'est toute la difficulté. On peut prendre l'exemple de Laurent Fignon qui a fini deuxième du Tour de France 1989 à seulement 8 secondes de Greg Lemond.

"Finir le Tour de France ce n'est pas un exploit. Je l'affirme sans concession. C'est facile de faire du vélo sans rouler vite. Mais gagner des secondes, ça c'est dur", Laurent Fignon (L'Equipe Magazine 21.06.2003).

Faire le parcours du Tour de France est peut-être à la portée de tout cycliste entraîné comme Guillaume Prébois mais faire la course c'est autre chose : gagner un mètre sur un sprint, se battre, suivre une échappée... Le plus dur est de suivre le rythme des plus forts.

Le sujet, en réalisant le parcours du Tour de France, s'est battu contre lui-même. Son objectif était de finir le Tour, à un rythme soutenu certes, mais il n'avait pas de concurrent à battre. L'étude de la fréquence cardiaque et de la puissance mécanique développée (cf. résultats et discussions du suivi de la FC et des puissances) nous l'ont bien montré : le sujet est resté à une intensité d'effort strictement aérobie (puissance et FC < SV1). Il a fait un effort d'endurance pure, contrairement aux cyclistes professionnels du Tour qui réalisent habituellement un effort d'intensité supérieure au seuil aérobie (SV1) sur plus de 30% du Tour de France.

Le profil de travail était donc bien différent entre le sujet et les cyclistes professionnels. Ceci nous montre bien que « L'Autre Tour », ce n'était pas « **le** » Tour de France.

✓ Une pression psychologique différente :

Le Tour de France, est la plus grande compétition cycliste au monde, mais également le plus grand événement sportif mondial annuel. Comme tous les sports médiatiques et médiatisés, il y a beaucoup d'argent en jeu, et les ambitions des coureurs professionnels sont obligatoirement différentes. Cet événement sportif se déroule aussi pendant une période de renégociation des contrats professionnels pour les coureurs ; pour certains leur contrat arrive à échéance et pour avoir la possibilité de mieux négocier les coureurs doivent réaliser de bonnes performances sur le Tour. La motivation et la pression psychologique de la course sont donc différentes pour chacun des coureurs, mais elles s'éloignent encore plus de celles du sujet étudié.

➤ « L'Autre Tour » par rapport au Tour de France 2007

✓ L'absence de peloton :

Le sujet était accompagné d'un seul coéquipier. Contrairement au Tour de France il n'y avait pas de peloton sur « L'Autre Tour ». Les effets bénéfiques au sein d'un peloton, liés à l'aspiration (drafting), sur la dépense énergétique et la consommation d'oxygène sont bien connus chez les cyclistes. Rouler derrière un groupe de huit cyclistes réduit la consommation d'oxygène de près de 40% par rapport au fait de rouler derrière une seule personne[68]. Le débit expiratoire, la consommation d'oxygène, la fréquence cardiaque et la lactatémie sont significativement diminués lorsque le cycliste reste continuellement derrière un autre cycliste par rapport à un drafting alterné (relais intermittents)[69], comme c'était le cas pendant « L'Autre Tour ».

✓ **La circulation ouverte :**

La route de « L'Autre Tour » était ouverte à la circulation : les descentes des cols se faisaient prudemment car de nombreux spectateurs arrivaient la veille du passage des professionnels du Tour de France et il y avait un embouteillage de véhicules et notamment de caravanes. Le sujet devait respecter le code de la route et anticiper la réaction des automobilistes sur tout le parcours.

➤ **Avantages des cyclistes professionnels par rapport au cycliste étudié :**

✓ Le sujet était très entraîné, mais pas autant que les professionnels qui roulent 30 000 à 35 000 km/an en moyenne.
✓ Le sujet a un métier de journaliste et ne pouvait donc pas se consacrer uniquement au vélo, à la différence des cyclistes professionnels.
✓ Il n'a pas l'encadrement technique et médical des professionnels. Il s'est entraîné seul, sans les conseils avisés d'un entraîneur. Et comme on l'a vu dans les résultats du suivi de la FC du sujet, s'il avait été « coaché » le sujet serait peut-être allé plus vite.
Il n'avait jamais eu de suivi médico-sportif durant les douze derniers mois qui précédaient le départ du Tour, et pas de bilan sanguin qui aurait pu déceler un début de carence en fer.
Il n'avait pas eu non plus de test d'aptitude à l'effort qui lui aurait permis d'améliorer sa méthode d'entraînement.
✓ Le sujet n'a pas le même profil athlétique, ni les mêmes qualités d'endurance. Une étude récente avait comparé les différences physiologiques entre 25 cyclistes de catégorie Elite (CE) et 25 cyclistes Professionnels (CP) à travers un test d'aptitude sur ergocycle[70]. Les résultats montraient de nombreuses différences significatives sur les réponses physiologiques à l'effort entre ces deux catégories. Cette étude montrait que les CP avaient une moyenne d'âge de 25 ans et les CE 23 ans, ce qui représente une différence assez conséquente par rapport à l'âge de 35 ans du sujet.
Chez les CP la Puissance Maximale Aérobie (PMA) est plus élevée ainsi que la puissance au seuil ventilatoire SV1 et au seuil SV2. Le seuil SV2 plus élevé est le reflet de la capacité à réaliser un exercice à un haut pourcentage du VO2max sur des périodes plus longues.

D'autre part en ce qui concerne la fourniture énergétique à l'effort, cette étude a montré que les CP utilisent un métabolisme lipidique même à des puissances relativement élevées (jusqu'à 400 Watts). Cela signifie une économie énergétique glucidique chez les CP même à des fortes intensités de pédalage en sachant que la déplétion des réserves en glycogène est un facteur limitant de la performance sportive comme nous l'avons déjà souligné.

Cette étude montre bien qu'il existe de nombreux facteurs physiologiques qui distinguent les cyclistes professionnels des cyclistes Elites bien entraînés. Les CP ont donc de remarquables caractéristiques intrinsèques par rapport aux CE.

D'autant qu'il ne faut pas oublier que parmi les CP il existe une sélection très relevée pour participer au Tour de France, et ceux qui y parviennent sont sûrement les meilleurs cyclistes au monde.

CONCLUSION

Le rapport du public et des journalistes avec le Tour de France a toujours été très contrasté, et les nombreux avis diffèrent. Actuellement la majorité des personnes qui suivent le Tour (simples spectateurs, cyclistes ou journalistes) ne croient plus en un cyclisme « propre », et l'éthique semble avoir déserté cette discipline à en croire les dernières affaires de dopage.

Beaucoup de détracteurs, dont certains journalistes sportifs, considéraient il y a peu que la difficulté et le kilométrage du Tour de France étaient en partie responsable du dopage. Mais peu d'entre eux se posaient la question inverse : Le Tour de France est-il abordable pour un cycliste sans produits dopants ?

Un journaliste et cycliste amateur, Guillaume Prébois, s'est posé la question. Il a donc eu l'ambition et le projet de réaliser l'intégralité du parcours du Tour de France 2007 sans produits dopants dans le but de démontrer que c'est humainement possible. Sa préparation a duré neuf mois, et il a réalisé environ 25 000 km d'entraînement en une année. Fin prêt et affûté, il s'est élancé depuis Londres en juillet dernier pour couvrir les 3570 kms du Tour de France 2007, en partant un jour avant les coureurs professionnels et avec l'aide d'un coéquipier.

Ce projet journalistique et sportif a donc été l'occasion pour nous de réaliser un suivi médico-sportif chez ce sujet qui a subi tout au long de l'épreuve des contrôles antidopage inopinés. La question à laquelle nous voulions répondre était la suivante : **Peut-on réaliser le parcours du Tour de France à un rythme soutenu et sans conséquence néfaste pour l'organisme en respectant le règlement antidopage?**

Le suivi médical du sujet a permis d'observer et de mesurer de nombreux paramètres :
- ✓ Les conséquences cliniques, la fatigue,
- ✓ L'évolution des paramètres anthropométriques,
- ✓ Les adaptations physiologiques à l'exercice,
- ✓ Les conséquences biologiques et hormonales,
- ✓ Les prises alimentaires,
- ✓ Les conséquences psychologiques.

A l'issue du Tour de France, les résultats ont montré que le sujet n'a présenté aucune conséquence physique qui aurait pu empêcher la poursuite de cette épreuve, ni de fatigue pathologique ou de syndrome de surentraînement. Son poids est resté stable, il a perdu de la masse grasse et a gagné de la masse musculaire. Les tests d'aptitude à l'exercice n'ont pas changé, ni ses capacités respiratoires. La seule anomalie biologique notable retrouvée a été une carence en fer. D'un point de vue hormonal les résultats témoignent d'un catabolisme majoré transitoirement en raison de l'activité physique importante du sujet, mais tous les marqueurs sont revenus à la normale avant la fin des trois semaines d'effort. Tous les besoins nutritionnels du sujet semblent avoir été couverts. Aucune conséquence psychologique notable n'a été décelée.

Notre étude a donc montré qu'un cycliste amateur, bien entraîné et préparé, peut réaliser l'intégralité du parcours du Tour de France 2007, à une vitesse moyenne de 28,5 km/h, sans conséquence notable pour sa santé et surtout sans produits dopants puisque les huit contrôles antidopage inopinés étaient tous négatifs. Ce résultat démontre que la difficulté du parcours du Tour de France n'explique pas le dopage et que le kilométrage est bien un faux problème dans la lutte contre ce fléau.

Il est vrai que Guillaume est allé 10 km/h moins vite que les professionnels. Mais il y a deux choses importantes à soulever afin de pondérer ce chiffre. D'une part, l'encadrement et l'organisation de « L'Autre Tour » étaient différents de la course du Tour de France 2007.
En effet il n'y avait pas de peloton, ce qui représente un désavantage considérable sur la dépense énergétique, et la route était ouverte à la circulation.
D'autre part il existe de nombreuses inégalités entre les cyclistes professionnels et le sujet: tout d'abord l'avantage du professionnalisme, de l'encadrement médico-sportif, la spécificité et le volume de leur entrainement, les qualités techniques individuelles des professionnels, mais surtout les caractéristiques intrinsèques athlétiques de ces coureurs qui sont supérieures à celles de Guillaume Prébois.
Il ne peut donc être mis sur un même pied d'égalité avec eux.
De ce fait, la vraie question à se poser n'est pas: Pourquoi est-il allé moins vite que les professionnels du Tour? Mais cette interrogation-ci: Si Guillaume Prébois est arrivé à réaliser le parcours du Tour de France 2007 sans produits dopants, pourquoi un cycliste professionnel n'y parviendrait-il pas à une vitesse moyenne de 10 km/h plus élevée?
Cette étude est un message d'espoir pour le cyclisme et un cyclisme "propre" et il nous conforte dans les l'idée que les coureurs du Tour de France ne sont pas tous dopés et que le dopage n'est pas une fatalité. Nous pensons pouvoir ainsi contredire et rassurer les 80% des personnes interrogées qui pensaient que tous les cyclistes étaient des tricheurs.

BIBLIOGRAPHIE

1. Lippi, G., M. Franchini, and G.C. Guidi, *Tour de chaos*. Br J Sports Med, 2007. 41(10): p. 625-6; discussion 626.

2. Gardenas, J., *Echelles et outils d'évaluation en médecine générale*. Le généraliste, 2002(supplément du N°2187).

3. Brun, J.F., E. Varlet-Marie, C. Fedou, I. Aloulou, J. Mercier et le groupe consensus SFMS sur le surentraînement, *Sémiologie du surentrainement*. Sport et santé, 2004. 12: p. 18-28.

4. Armstrong, L.E. and J.L. VanHeest, *The unknown mechanism of the overtraining syndrome: clues from depression and psychoneuroimmunology*. Sports Med, 2002. 32(3): p. 185-209.

5. Urhausen, A. and W. Kindermann, *Diagnosis of overtraining: what tools do we have?* Sports Med, 2002. 32(2): p. 95-102.

6. Favre Juvin, A. *Fatigue et surentraînement*. in *DIU promotion de la santé et des APS*. 2005/2006. CHU Grenoble: http://www.chups.jussieu.fr/polys/dus/dusmedecinedusport/diudopage/fatigueetsurentrainementfavre2006/fatigueetsurentrainementfavre2006.pdf.

7. Vallier, J.M., A. X. Bigard, F. Carré, J.P. Elache, J. Mercier, *Détermination des seuils lactiques et ventilatoires. Position de la Société francaise de médecine du sport*. Science & Sports, 2000(15): p. 133-40.

8. Dine, G., P. Laure, *Exploration et suivi biologique du sportif*, ed. Masson. 2001

9. Boisseau, N., *Nutrition et bioénergétique du sportif* ed. STAPS. 2007. p75-77.

10. Economos, C.D., S.S. Bortz, and M.E. Nelson, *Nutritional practices of elite athletes. Practical recommendations*. Sports Med, 1993. 16(6): p. 381-99.

11. Costill, D.L., et al., *Effects of repeated days of intensified training on muscle glycogen and swimming performance*. Med Sci Sports Exerc, 1988. 20(3): p. 249-54.

12. Costill, D.L., *Carbohydrates for exercise: dietary demands for optimal performance*. Int J Sports Med, 1988. 9(1): p. 1-18.

13. Burke, L.M., *Nutritional practices of male and female endurance cyclists.* Sports Med, 2001. 31(7): p. 521-32.

14. Brouns, F.J., W.H. Saris, and F. ten Hoor, *Dietary problems in the case of strenuous exertion.* J Sports Med Phys Fitness, 1986. 26(3): p. 306-19.

15. Saris, W.H., et al., *Study on food intake and energy expenditure during extreme sustained exercise: the Tour de France.* Int J Sports Med, 1989. 10 Suppl 1: p. S26-31.

16. Garcia-Roves, P.M., et al., *Macronutrients intake of top level cyclists during continuous competition--change in the feeding pattern.* Int J Sports Med, 1998. 19(1): p. 61-7.

17. Marion-Latard, F., D. Rubio, I. Harant, I. De Glisezinski, F. Crampes, D. Rivière, *L'alimentation du cycliste*, Service d'Exploration de la Fonction Respiratoire et de Médecine du Sport, CHU Purpan: Toulouse.

18. Eysenck, H.J., B.G. Eysenck, *Inventaire de personnalité d'Eysenck.* Les Editions du Centre de Psychologie Appliquée ed. 1971, Paris.

19. Guelfi, J.D., et Coll, , *Dépression et syndromes anxio-dépressifs.* Ardix Médical ed. 1995.

20. Beck, A.T., A. Beamesderfer *Assessment of depression : The depression InventoryPsychological measurements in psychopharmacology.* . Modern problems in pharmacopsychiatry. 1974, Paris et Basel: Karger: P. Pichot (Ed.). pp 151-159.

21. Cattell, R.B., *L'échelle d'anxiété IPAT.* 1962, Institut de recherches psychologiques: Montréal.

22. Thomas, Missoum, and Rivolier, *La psychologie du sport de haut niveau*, ed. PUF. 1987.

23. Brouns, F., Saris WHM , Newsholme EA *Advances in nutrition and top sport*, ed. M.S. Sci. 1991: Karger, Basel. 166-199

24. Janseen, B., G. Porte *Les pathologies périnéales du cycliste.* Médecins du sport, 2007(84): p. 31-32.

25. IRBMS, *Tendinite rotulienne du cycliste*. 2007, Institut régional de biologie et de médecine du sport du Nord Pas de Calais www.IRBMS.fr.

26. Wilder, R.P. and S. Sethi, *Overuse injuries: tendinopathies, stress fractures, compartment syndrome, and shin splints.* Clin Sports Med, 2004. 23(1): p. 55-81, vi.

27. Faria, E.W., D.L. Parker, and I.E. Faria, *The science of cycling: factors affecting performance - part 2.* Sports Med, 2005. 35(4): p. 313-37.

28. Heath, G.W., et al., *Exercise and the incidence of upper respiratory tract infections.* Med Sci Sports Exerc, 1991. 23(2): p. 152-7.

29. Lucia, A., et al., *Heart rate response to professional road cycling: the Tour de France.* Int J Sports Med, 1999. 20(3): p. 167-72.

30. Lucia, A., et al., *Giro, Tour, and Vuelta in the same season.* Br J Sports Med, 2003. 37(5): p. 457-9.

31. Neumayr, G., et al., *Heart rate response to ultraendurance cycling.* Br J Sports Med, 2003. 37(1): p. 89-90.

32. Neumayr, G., et al., *Effect of ultramarathon cycling on the heart rate in elite cyclists.* Br J Sports Med, 2004. 38(1): p. 55-9.

33. Mena, P., M. Maynar, and J.E. Campillo, *Changes in plasma enzyme activities in professional racing cyclists.* Br J Sports Med, 1996. 30(2): p. 122-4.

34. Vogt, S., et al., *Power Output during the Tour de France.* Int J Sports Med, 2007. 28(9): p. 756-61.

35. Portoleau, F., *Analyse des performances des coureurs du Tour dans les Pyrénées.* 2007, Cyclismag.com

36. Vayer, A., F. Portoleau, *Pouvez-vous gagner le Tour?* Librairie Polar ed. 2002.

37. Rietjens, G.J., et al., *Physiological, biochemical and psychological markers of strenuous training-induced fatigue.* Int J Sports Med, 2005. 26(1): p. 16-26.

38. Halson, S.L., et al., *Immunological responses to overreaching in cyclists*. Med Sci Sports Exerc, 2003. 35(5): p. 854-61.

39. Neumayr, G., et al., *Short-term effects of prolonged strenuous endurance exercise on the level of haematocrit in amateur cyclists*. Int J Sports Med, 2002. 23(3): p. 158-61.

40. Weight, L.M., et al., *'Sports anemia'--a real or apparent phenomenon in endurance-trained athletes?* Int J Sports Med, 1992. 13(4): p. 344-7.

41. Koller, A., et al., *Effects of prolonged strenuous endurance exercise on plasma myosin heavy chain fragments and other muscular proteins. Cycling vs running*. J Sports Med Phys Fitness, 1998. 38(1): p. 10-7.

42. Spodaryk, K., *Haematological and iron-related parameters of male endurance and strength trained athletes*. Eur J Appl Physiol Occup Physiol, 1993. 67(1): p. 66-70.

43. Magazanik, A., et al., *Iron deficiency caused by 7 weeks of intensive physical exercise*. Eur J Appl Physiol Occup Physiol, 1988. 57(2): p. 198-202.

44. Schobersberger, W., et al., *Consequences of 6 weeks of strength training on red cell O2 transport and iron status*. Eur J Appl Physiol Occup Physiol, 1990. 60(3): p. 163-8.

45. Nieman, D.C., et al., *Infectious episodes in runners before and after the Los Angeles Marathon*. J Sports Med Phys Fitness, 1990. 30(3): p. 316-28.

46. Nieman, D.C., *Exercise, infection, and immunity*. Int J Sports Med, 1994. 15 Suppl 3: p. S131-41.

47. Budgett, R., *Fatigue and underperformance in athletes: the overtraining syndrome*. Br J Sports Med, 1998. 32(2): p. 107-10.

48. Parry-Billings, M., et al., *Plasma amino acid concentrations in the overtraining syndrome: possible effects on the immune system*. Med Sci Sports Exerc, 1992. 24(12): p. 1353-8.

49.	Castell, L.M., J.R. Poortmans, and E.A. Newsholme, *Does glutamine have a role in reducing infections in athletes?* Eur J Appl Physiol Occup Physiol, 1996. 73(5): p. 488-90.

50.	Hackney, A.C., W.E. Sinning, and B.C. Bruot, *Reproductive hormonal profiles of endurance-trained and untrained males.* Med Sci Sports Exerc, 1988. 20(1): p. 60-5.

51.	Guezennec, C.Y., et al., *Physical performance and metabolic changes induced by combined prolonged exercise and different energy intakes in humans.* Eur J Appl Physiol Occup Physiol, 1994. 68(6): p. 525-30.

52.	Gomez-Merino, D., et al., *Decrease in serum leptin after prolonged physical activity in men.* Med Sci Sports Exerc, 2002. 34(10): p. 1594-9.

53.	Dessypris, A., K. Kuoppasalmi, and H. Adlercreutz, *Plasma cortisol, testosterone, androstenedione and luteinizing hormone (LH) in a non-competitive marathon run.* J Steroid Biochem, 1976. 7(1): p. 33-7.

54.	Dressendorfer, R.H. and C.E. Wade, *Effects of a 15-d race on plasma steroid levels and leg muscle fitness in runners.* Med Sci Sports Exerc, 1991. 23(8): p. 954-8.

55.	Lehmann, M., et al., *Influence of 6-week, 6 days per week, training on pituitary function in recreational athletes.* Br J Sports Med, 1993. 27(3): p. 186-92.

56.	Viru, A.M., et al., *Influence of prolonged continuous exercise on hormone responses to subsequent exercise in humans.* Eur J Appl Physiol, 2001. 85(6): p. 578-85.

57.	Brahm, H., et al., *Bone metabolism in endurance trained athletes: a comparison to population-based controls based on DXA, SXA, quantitative ultrasound, and biochemical markers.* Calcif Tissue Int, 1997. 61(6): p. 448-54.

58.	De Souza, M.J., et al., *Gonadal hormones and semen quality in male runners. A volume threshold effect of endurance training.* Int J Sports Med, 1994. 15(7): p. 383-91.

59.   Varlet-Marie, E., et al., *Is the feeling of heavy legs in overtrained athletes related to impaired hemorheology?* Clin Hemorheol Microcirc, 2003. 28(3): p. 151-9.

60.   Gabel, K.A., A. Aldous, and C. Edgington, *Dietary intake of two elite male cyclists during 10-day, 2,050-mile ride.* Int J Sport Nutr, 1995. 5(1): p. 56-61.

61.   Burke, L.M., et al., *Guidelines for daily carbohydrate intake: do athletes achieve them?* Sports Med, 2001. 31(4): p. 267-99.

62.   Brouns, F., et al., *Eating, drinking, and cycling. A controlled Tour de France simulation study, Part II. Effect of diet manipulation.* Int J Sports Med, 1989. 10 Suppl 1: p. S41-8.

63.   Brouns, F., et al., *Eating, drinking, and cycling. A controlled Tour de France simulation study, Part I.* Int J Sports Med, 1989. 10 Suppl 1: p. S32-40.

64.   Lemon, P.W., *Protein and exercise: update 1987.* Med Sci Sports Exerc, 1987. 19(5 Suppl): p. S179-90.

65.   Brunet-Guedj, E., B. Brunet, J. Girardier, B. Moyen, *Médecine du sport, 7ème édition.* Masson ed. 2006, Paris. p. 338-339.

66.   Brunet-Guedj, E., B. Brunet, J. Girardier, B. Moyen, *Médecine du sport, 7ème édition.* Masson ed. 2006, Paris. p. 267.

67.   Deymie, P., J.M. Claude, *Profil de la personnalité et étude de la régulation tonico-posturale chez le sportif: applications à un certain nombre de disciplines sportives.* 1985, UPS Faculté de Médecine: Toulouse.

68.   McCole, S.D., et al., *Energy expenditure during bicycling.* J Appl Physiol, 1990. 68(2): p. 748-53.

69.   Hausswirth, C., et al., *Effect of two drafting modalities in cycling on running performance.* Med Sci Sports Exerc, 2001. 33(3): p. 485-92.

70.   Lucia, A., et al., *Physiological differences between professional and elite road cyclists.* Int J Sports Med, 1998. 19(5): p. 342-8.

ANNEXES

SUIVI DE LA FATIGUE

Échelle de fatigue de Pichot

....

La fatigue est une sensation subjective de manquer de force résultant d'un travail excessif ou d'un état pathologique.

L'asthénie définit la fatigue pathologique. (En dehors de causes organiques on utilise encore les termes de neurasthénie ou psychasthénie). Elle est plus difficile à appréhender que la somnolence. L'échelle subjective de Pichot a été proposée pour mesurer le handicap physique ressenti par les malades pour effectuer leurs activités quotidiennes.

Parmi les propositions suivantes déterminez celles qui correspondent le mieux à votre état en affectant chaque item d'une note entre 0 et 4:

0 = pas du tout d'accord   4 = tout à fait exact

Prénom : ....   Nom : ....

Date de naissance : ....

Je manque d'énergie............................... 0   1   2   3   4

Tout demande un effort............................. 0   1   2   3   4

Je me sens faible à certains endroits du corps........ 0   1   2   3   4

J'ai les bras ou les jambes lourdes 0   1   2   3   4

Je me sens fatigué sans raison............................ 0   1   2   3   4

J'ai envie de m'allonger pour me reposer............... 0   1   2   3   4

J'ai du mal à me concentrer 0   1   2   3   4

Je me sens fatigué, lourd et raide 0   1   2   3   4

score total (sur 32)   ....

ANNEXE II

QUESTIONNAIRE DE SURENTRAINEMENT DE LA SOCIETE FRANCAISE DE MEDECINE DU SPORT

Nom : .... **Prénom :** .... **Date du jour :** ....

Date de naissance : ....

Quelle est votre profession ? ....

Si vous êtes étudiant, êtes-vous en période d'examens ?   oui   non

Quelle est votre discipline sportive principale ? ....

Niveau de pratique ? Internat. ou National   Régional ou Départ.   Loisir

Combien d'heures d'entraînement réalisées dans ce dernier mois ?........................

Combien d'heures réalisées cette dernière semaine dans la discipline principale?........................

Combien d'heures réalisées cette dernière semaine hors de cette discipline principale?........

Nombre de compétitions dans le mois qui précède (en journées de compétition) :........................

Si vous pratiquez d'autres disciplines sportives, citez les ? ....

Y a-t-il eu au cours du dernier mois, un événement important ayant perturbé votre vie personnelle ou familiale ?   oui   non

Avez-vous arrêter votre entraînement pour maladie ou blessure ?   oui   non

Prenez-vous un traitement actuellement ?   oui   non
Lequel ?

Avez-vous effectuer un stage récent en altitude (dans les derniers 15 jours) ?   oui   non

Avez-vous été privé de sommeil dans la dernière semaine (décalage horaire ou autres raison) ?
        oui   non

Avez-vous des troubles des règles ?   oui   non

Mettre une croix pour se situer entre ces deux extrêmes :

Mon Niveau de Performance est : Mauvais   Excellent
< --- >

Mon état physique : Grande forme   Méforme
< --- >

Je me fatigue : Plus lentement   Plus rapidement
< --- >

Je récupère de mon état de fatigue :
Plus vite < --- > Plus lentement
Je me sens :
Très détendu < --- > Très anxieux

J'ai la sensation que ma force musculaire a :
Augmenté < --- >   Diminué

J'ai la sensation que mon endurance a :
Augmenté < --- > Diminué

154

Ce dernier mois :

1	Mon niveau de performance sportive/mon état de forme a diminué	OUI	NON
2	Je ne soutiens pas autant mon attention	OUI	NON
3	Mes proches estiment que mon comportement a changé	OUI	NON
4	J'ai une sensation de poids sur la poitrine	OUI	NON
5	J'ai une sensation de palpitation	OUI	NON
6	J'ai une sensation de gorge serrée	OUI	NON
7	J'ai moins d'appétit qu'avant	OUI	NON
8	Je mange davantage	OUI	NON
9	Je dors moins bien	OUI	NON
10	Je somnole et baille dans la journée	OUI	NON
11	Les séances me paraissent trop rapprochées	OUI	NON
12	Mon désir a diminué	OUI	NON
13	Je fais de contre-performances	OUI	NON
14	Je m'enrhume fréquemment	OUI	NON
15	J'ai des problèmes de mémoire	OUI	NON
16	Je grossis	OUI	NON
17	Je me sens souvent fatigué	OUI	NON
18	Je me sens en état d'infériorité	OUI	NON
19	J'ai des crampes, douleurs musculaires fréquentes	OUI	NON
20	J'ai plus souvent mal à la tête	OUI	NON
21	Je manque d'entrain	OUI	NON
22	J'ai parfois des malaises ou des étourdissements	OUI	NON
23	Je me confie moins facilement	OUI	NON
24	Je suis souvent patraque	OUI	NON
25	J'ai plus souvent mal à la gorge	OUI	NON
26	Je me sens nerveux, tendu, inquiet	OUI	NON
27	Je supporte moins bien mon entraînement	OUI	NON
28	Mon coeur bat plus vite qu'avant au repos	OUI	NON
29	Mon coeur bat plus vite qu'avant à l'effort	OUI	NON
30	Je suis souvent mal fichu	OUI	NON
31	Je me fatigue plus facilement	OUI	NON
32	J'ai souvent des troubles digestifs	OUI	NON
33	J'ai envie de rester au lit	OUI	NON
34	J'ai moins confiance en moi	OUI	NON
35	Je me blesse facilement	OUI	NON
36	J'ai plus de mal à rassembler mes idées	OUI	NON
37	J'ai plus de mal à me concentrer dans mon activité sportive	OUI	NON
38	Mes gestes sportifs sont moins précis, moins habiles	OUI	NON
39	J'ai perdu de la force, du punch	OUI	NON
40	J'ai l'impression de n'avoir personne de proche à qui parler	OUI	NON
41	Je dors plus	OUI	NON
42	Je tousse plus souvent	OUI	NON
43	Je prends moins de plaisir à mon activité sportive	OUI	NON
44	Je prends moins de plaisir à mes loisirs	OUI	NON
45	Je m'irrite plus facilement	OUI	NON
46	J'ai une baisse de rendement dans mon activité scolaire ou professionnelle	OUI	NON
47	Mon entourage trouve que je deviens moins agréable à vivre	OUI	NON
48	Les séances sportives me paraissent trop difficiles	OUI	NON
49	C'est ma faute si je réussis moins bien	OUI	NON
50	J'ai les jambes lourdes	OUI	NON
51	J'égare plus facilement les objets (clefs, etc..)	OUI	NON
52	Je suis pessimiste, j'ai des idées noires	OUI	NON
53	Je maigris	OUI	NON
54	Je me sens moins motivé, j'ai moins de volonté, moins de ténacité	OUI	NON

2/2

ANNEXE III
SUIVI ANTHROPOMÉTRIQUE

➢ **Résultats du DEXA** *(Résultats affichés sur l'écran d'ordinateur)*

- *AVANT LE DEPART :*

% Total de Masse Grasse

| ID: PREBOIS, Guillaume | | DATE: 28.06.2007 | | | |

Composition
Analyse Standard - Calibration DEXA

Région	R-Val.	%Graisse	Tissus (g)	Graisse (g)	Muscle (g)
Tête	-	-	4686	-	-
Bras	1.382	7.1	6877	489	6388
Jambe	1.370	12.5	26060	3265	22795
Tronc	1.375	10.1	30843	3123	27719
Côtes	1.375	10.0	14514	1453	13061
Bassin	-	-	9458	-	-
Colonn	-	-	6871	-	-
Thorac	-	-	3634	-	-
Lombai	-	-	3237	-	-
Corps	**1.373**	**11.0**	**68466**	**7510**	**60956**

Poids total de la Masse Grasse et de la Masse Maigre

- *APRES L'ARRIVEE :*

| ID: PREBOIS, Guillaume | | DATE: 31.07.2007 | | | |

Composition
Analyse Standard - Calibration DEXA

Région	R-Val.	%Graisse	Tissus (g)	Graisse (g)	Muscle (g)
Tête	-	-	4579	-	-
Bras	1.389	5.1	6871	349	6521
Jambe	1.377	9.3	26426	2456	23970
Tronc	1.380	8.0	30947	2468	28480
Côtes	1.381	7.7	15237	1168	14068
Bassin	-	-	9906	-	-
Colonn	-	-	5805	-	-
Thorac	-	-	3157	-	-
Lombai	-	-	2647	-	-
Corps	**1.380**	**8.2**	**68823**	**5649**	**63174**

156

ANNEXE IV-1 *SUIVI PHYSIOLOGIQUE*

➢ **Résultats graphiques obtenus par SRM : 2 exemples** *(pour faciliter la lecture la courbe de cadence de pédalage n'est pas affichée)*

Etape de plat (Cahors – Angoulême) :

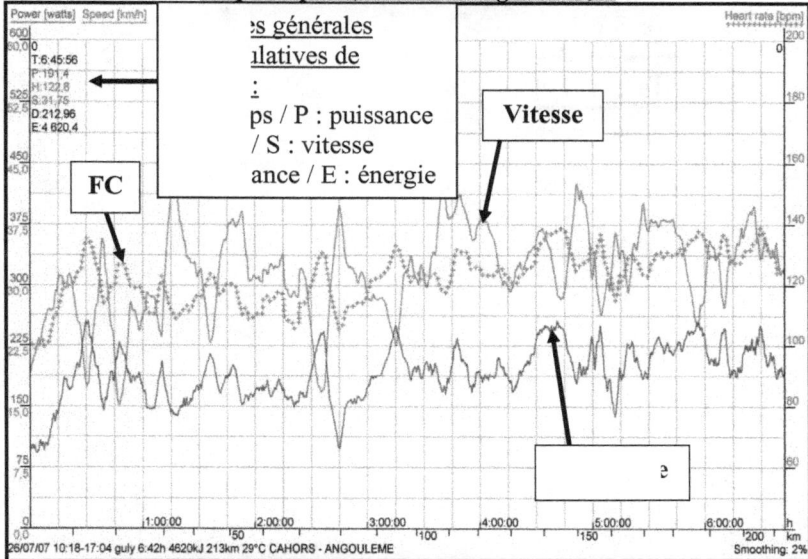

Etape de montagne (Mazamet – Plateau de Beille):

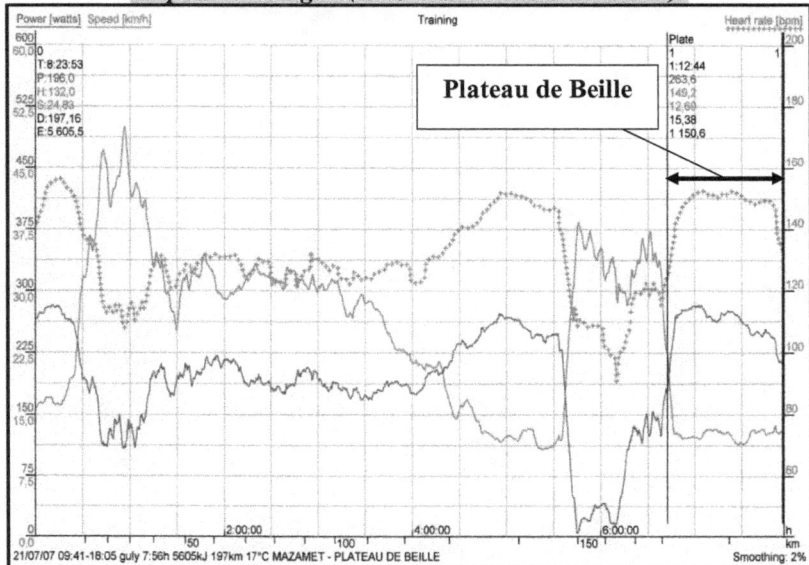

ANNEXE IV-2

Test d'aptitude à l'exercice 6 jours avant le départ :

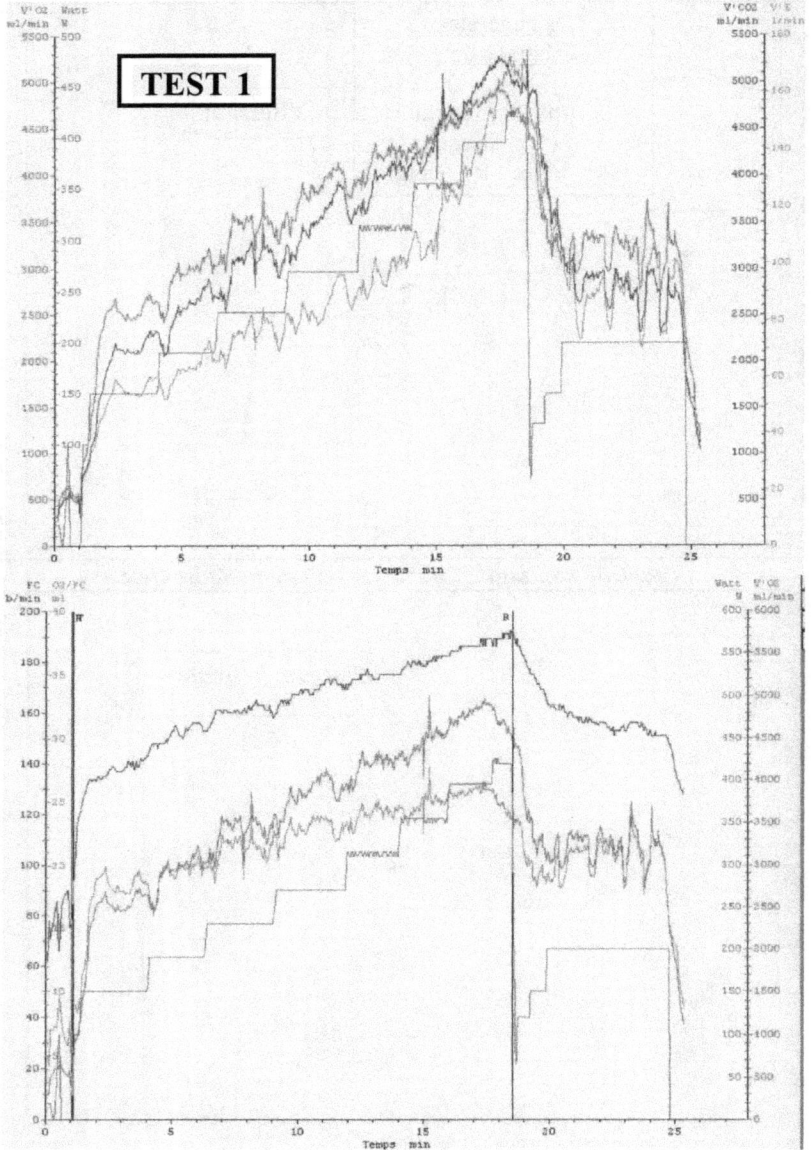

TEST 1

Test d'aptitude à l'exercice 3 jours après l'arrivée :

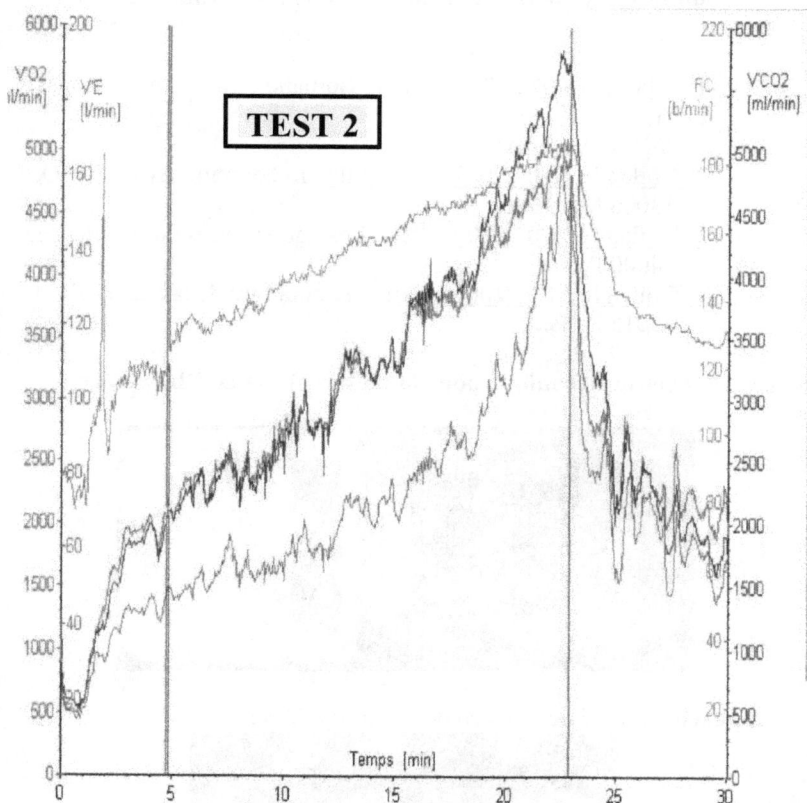

ANNEXE V
SUIVI BIOLOGIQUE

➤ **Coordonnées des quatre laboratoires sollicités durant « L'Autre Tour »** :

- 1er bilan le 14/07/2007 au Grand Bornand : Laboratoire Baltassat-Lucas,
  74100 Annemasse.
- 2ème bilan le 18/07/2007 à Marseille : Laboratoire ALPHABIO,
  13006 Marseille.
- 3ème bilan le 25/07/2007 à Pau : Les Laboratoires du BIOPOLE,
  64000 Pau.
- 4ème bilan le 29/07/2007 à Paris : Laboratoire de la Scala,
  75015 Paris.

➤ **Centrifugeuse mécanique pour la mesure du taux d'hématocrite** :

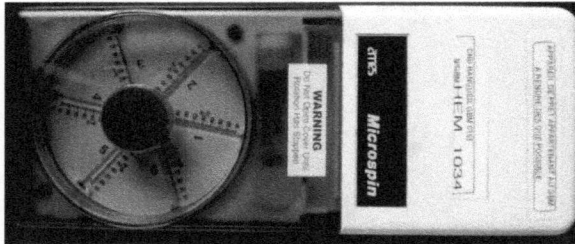

➤ **Appareil portatif de mesure de l'hémoglobinémie:**

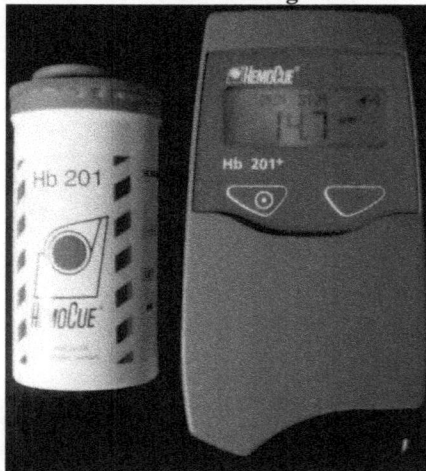

ANNEXE VI
Evaluation du profil de personnalité :

Auto-Questionnaire
de tempérament cyclothymique

Veuillez répondre en indiquant par X dans les cases «oui» ou «non» à la question suivante : **«Quels sont les éléments caractéristiques de votre état d'humeur habituel?»**

	Oui	Non
Je me sens souvent fatigué(e) sans raison		☒
Je ressens les émotions de façon particulièrement intense		☒
J'ai des changements brutaux d'humeur et d'énergie		☒
Mes sentiments ou mon énergie sont «trop haut» ou «trop bas», rarement «entre les deux»		☒
Je me sens souvent déprimé(e) pendant quelques jours, puis en pleine forme		☒
Mes capacités de pensée varient beaucoup (par exemple entre avoir l'esprit vif ou confus)		☒
Je prends grand plaisir à être avec d'autres personnes puis m'en désintéresse totalement		☒
J'ai tendance à exploser, puis je m'en veux	☒	☒
J'ai l'habitude de commencer des choses puis de m'en désintéresser complètement	☒	
Mon humeur change souvent sans raison		☒
Parfois je me sens bouillonnant d'énergie et à d'autres moments très paresseux(se)		☒
Je peux être d'excellente humeur avant de m'endormir et me réveiller avec la sensation que la vie ne vaut pas la peine d'être vécue		☒
On m'a fait remarquer que j'ai des périodes de pessimisme au cours desquelles j'oublie mes moments d'optimisme et d'enthousiasme		☒
Ma confiance en moi-même varie d'un extrême à l'autre		☒
D'un jour à l'autre, je peux être sociable, «boute en train» ou isolé(e), seul(e) dans mon coin		☒
Mon besoin de sommeil est très variable, de quelques heures à plus de 9 heures par nuit		☒
Je peux ressentir les choses de façon très vive ou au contraire très terne		☒
Je peux être triste et gai(e) en même temps		☒
J'ai souvent tendance à «rêver» dans la journée à des choses que les gens considèrent irréalistes		☒
J'ai parfois très envie d'avoir des comportements risqués ou scandaleux		☒
Je suis tombé(e) fréquemment amoureux(se) dans ma vie		☒
NOMBRE TOTAL DE «OUI»	①	

Hantouche EG, Akiskal HS. Troubles bipolaires précoces et tempéraments affectifs pré-bipolaires. Ann Méd-Psychol. 1997; 155, n°8, 481-496

ANNEXE VII

Auto-Questionnaire d'Hypomanie de Angst

Veuillez répondre en cochant les cases correspondantes Vrai/ Faux, en pensant **aux derniers épisodes antérieurs** durant lesquels vous vous êtes senti "bien dans votre peau", heureux, agité ou irritable.

	Vrai	Faux
- Moins d'heures de sommeil	☐	☒
- Davantage d'énergie et de résistance physique	☒	☐
- Davantage de confiance en soi	☐	☒
- Davantage de plaisir à faire plus de travail	☒	☐
- Davantage d'activités sociales (plus d'appels téléphoniques, plus de visites..)	☒	☐
- Plus de déplacements et voyages ; davantage d'imprudences au volant	☐	☒
- Dépenses d'argent excessives	☐	☒
- Comportement déraisonnable dans les affaires	☐	☒
- Surcroît d'activité (y compris au travail)	☐	☒
- Davantage de projets et d'idées créatives	☒	☐
- Moins de timidité, moins d'inhibition	☐	☒
- Plus bavard que d'habitude	☐	☒
- Plus d'impatience ou d'irritabilité que d'habitude	☒	☐
- Attention facilement distraite	☐	☒
- Augmentation des pulsions sexuelles	☐	☒
- Augmentation de la consommation de café et de cigarettes	☐	☒
- Augmentation de la consommation d'alcool	☐	☒
- Exagérément optimiste, voire euphorique	☒	☐
- Augmentation du rire (farces, plaisanteries, jeux de mots, calembours)	☒	☐
- Rapidité de la pensée, idées soudaines, calembours	☒	☐

NOMBRE TOTAL DE « VRAI » ⟨8⟩

Angst J. L'hypomanie – A propos d'une cohorte de jeunes. L'Encéphale 1992 ; XVIII : 23-9

ANNEXE VIII

échelle d'Anxiété Sociale de Liebowitz
(Liebowitz Social Anxiety Scale ou LSAS)

Nom du patient :

Date :

	PEUR OU ANXIÉTÉ		ÉVITEMENT
Pour chacune des situations ci-contre, coter le niveau de peur ou anxiété et le niveau d'évitement sur une échelle de 0 à 3.	0 Aucune	0	Jamais
	1 Légère	1	Occasionnel (0-33%)
	2 Moyenne	2	Fréquent (33-66%)
	3 Sévère	3	Habituel (67-100%)

	PEUR OU ANXIÉTÉ	ÉVITEMENT
1. Téléphoner en public	0	0
2. Participer au sein d'un petit groupe	0	0
3. Manger dans un lieu public	0	0
4. Boire en compagnie dans un lieu public	0	0
5. Parler à des gens qui détiennent une autorité	1	0
6. Jouer, donner une représentation ou une conférence devant un public	1	0
7. Aller à une soirée	1	1
8. Travailler en étant observé	0	0
9. Ecrire en étant observé	0	2
10. Contacter par téléphone quelqu'un que vous ne connaissez pas très bien	0	0
11. Parler à des gens que vous ne connaissez pas très bien	1	1
12. Rencontrer des inconnus	1	0
13. Uriner dans des toilettes publiques	0	0
14. Entrer dans une pièce alors que tout le monde est déjà assis	0	1
15. Etre le centre d'attention	0	0
16. Prendre la parole à une réunion	0	0
17. Passer un examen	1	0
18. Exprimer son désaccord ou sa désapprobation à des gens que vous ne connaissez pas très bien	0	0
19. Regarder dans les yeux des gens que vous ne connaissez pas très bien	0	1
20. Faire un compte rendu à un groupe	0	0
21. Essayer de «draguer» quelqu'un	1	1
22. Rapporter des marchandises dans un magasin	1	1
23. Donner une soirée	0	3
24. Résister aux pressions d'un vendeur insistant	1	2
TOTAL	9	13

163

ANNEXE IX

INVENTAIRE DE PERSONNALITÉ D'EYSENCK

par H. J. Eysenck et Sybil B. G. Eysenck

E. P. I. Forme B

NOM _____ PRÉNOM _____ AGE _____

PROFESSION _____ SEXE _____

N = [ ]   E = [ ]   L = [ ]

Instructions :

Voici quelques questions concernant votre comportement, votre sensibilité, vos actes. A chaque question, vous pourrez répondre par "OUI" ou par "NON".

Efforcez-vous de décider si les réponses "OUI" ou "NON" représentent votre façon habituelle d'agir ou de sentir. Ensuite, mettez une croix dans le cercle de la colonne intitulée "OUI" ou "NON". Travaillez rapidement et ne passez pas trop de temps sur chaque question ; ce que nous voulons, c'est votre première réaction et non pas une réponse mûrement réfléchie. L'ensemble du questionnaire ne devrait pas prendre plus de quelques minutes. Assurez-vous de n'oublier aucune question.

Maintenant tournez la page et commencez. Travaillez rapidement et n'oubliez pas de répondre à toutes les questions. Il n'y a ni bonnes ni mauvaises réponses ; ce n'est pas un test d'intelligence ou d'aptitude, mais simplement une description de votre façon d'être.

LES ÉDITIONS DU CENTRE DE PSYCHOLOGIE APPLIQUÉE, 48, Avenue Victor-Hugo, 75783 PARIS CEDEX 16.
© 1963 by H.J. Eysenck et Sybil B.G. Eysenck - Édité par University of London Press Ltd, Londres. Édition Française : © 1970 by Les Éditions du Centre de Psychologie Appliquée - TOUS DROITS RÉSERVÉS - Dépôt légal : 2e trim. 1970 ; Édit. n° 443

PAGE : 1/3

164

E ◯   N ◯   L ◯   ☐☐☐☐☐☐☐☐☐☐

FORME B

		OUI	NON
1.	Aimez-vous être entouré de beaucoup de mouvement et d'agitation ?	◯	◯
2.	Avez-vous souvent l'impression que vous voulez quelque chose sans savoir exactement quoi ?	◯	◯
3.	Avez-vous la réplique facile quand quelqu'un vous parle ?	◯	◯
4.	Vous sentez-vous parfois heureux ou parfois déprimé sans aucune raison apparente ?	◯	◯
5.	Restez-vous habituellement dans votre coin dans les fêtes et les réunions ?	◯	◯
6.	Etant enfant, faisiez-vous toujours ce qu'on vous disait immédiatement et sans grogner ?	◯	◯
7.	Vous arrive-t-il de « faire la tête » ?	◯	◯
8.	Si vous vous disputez, préférez-vous vous expliquer à fond plutôt que de garder le silence, en espérant que les choses s'arrangeront ?	◯	◯
9.	Etes-vous d'humeur maussade ?	◯	◯
10.	Aimez-vous vous mêler aux gens ?	◯	◯
11.	Vous est-il souvent arrivé de perdre le sommeil à cause de vos soucis ?	◯	◯
12.	Vous arrive-t-il parfois de vous mettre en colère ?	◯	◯
13.	Vous considérez-vous comme une personne qui « ne s'en fait pas » ?	◯	◯
14.	Vous arrive-t-il souvent de vous décider trop tard ?	◯	◯
15.	Aimez-vous travailler seul ?	◯	◯
16.	Avez-vous souvent éprouvé sans raison un sentiment de lassitude et de fatigue ?	◯	◯
17.	Etes-vous plutôt plein de vie ?	◯	◯
18.	Vous arrive-t-il parfois de rire d'histoires grivoises ?	◯	◯
19.	Est-ce qu'il vous arrive souvent « d'en avoir marre » ?	◯	◯
20.	Vous sentez-vous mal à l'aise dans des vêtements qui ne sont pas ceux de tous les jours ?	◯	◯
21.	Avez-vous du mal à fixer votre attention quand vous voulez vous concentrer sérieusement sur quelque chose ?	◯	◯
22.	Pouvez-vous exprimer vos pensées rapidement ?	◯	◯
23.	Vous arrive-t-il souvent d'être plongé dans vos pensées ?	◯	◯
24.	Etes-vous entièrement libre de tous préjugés quels qu'ils soient ?	◯	◯
25.	Aimez-vous les grosses farces ?	◯	◯
26.	Pensez-vous souvent à votre passé ?	◯	◯
27.	Aimez-vous beaucoup la bonne chère ?	◯	◯

PAGE : 2/3

165

28. Quand vous avez des ennuis, ressentez-vous le besoin de les confier à quelqu'un ?

29. En faveur d'une noble cause, vous déplairait-il de vendre quelque chose ou de faire la quête ?

30. Vous arrive-t-il parfois de vous vanter un peu ?

31. Y a-t-il des sujets sur lesquels vous êtes susceptible ?

32. Préféreriez-vous rester seul chez vous plutôt que d'aller à une réunion ennuyeuse ?

33. Vous arrive-t-il d'être agité au point de ne pas pouvoir rester longtemps assis sur une chaise ?

34. Aimez-vous tout prévoir soigneusement, bien à l'avance ?

35. Avez-vous des étourdissements ?

36. Répondez-vous *toujours* à une lettre personnelle immédiatement après l'avoir lue ?

37. Réussissez-vous mieux en pensant vous-même aux problèmes plutôt qu'en en parlant avec d'autres personnes ?

38. Vous arrive-t-il d'être essoufflé sans avoir fait un travail pénible ?

39. Etes-vous une personne peu exigeante rarement tracassée par le désir de tout faire impeccablement ?

40. Souffrez-vous des « nerfs » ?

41. Préférez-vous faire des plans plutôt qu'agir ?

42. Vous arrive-t-il de remettre au lendemain ce que vous devriez faire le jour même ?

43. Vous arrive-t-il de vous sentir mal à l'aise dans des endroits tels que les ascenseurs, les trains, les tunnels ?

44. Quand vous vous faites de nouveaux amis, est-ce habituellement vous qui faites le premier pas ou les avances ?

45. Souffrez-vous de violents maux de tête ?

46. Avez-vous généralement l'impression que les choses vont finalement s'arranger d'une façon ou d'une autre ?

47. Le soir, vous est-il difficile de vous endormir ?

48. Avez-vous quelquefois menti dans votre vie ?

49. Vous arrive-t-il de dire la première chose qui vous vient à l'esprit ?

50. Après vous être trouvé dans une situation gênante, vous faites-vous du souci pendant trop longtemps ?

51. Avez-vous l'habitude de garder vos distances, excepté avec vos amis intimes ?

52. Vous arrive-t-il de vous mettre dans des situations impossibles faute d'avoir réfléchi ?

53. Aimez-vous plaisanter et raconter des histoires drôles à vos amis ?

54. Dans les jeux, préférez-vous gagner plutôt que perdre ?

55. Vous êtes-vous souvent senti intimidé par la présence de vos supérieurs ?

56. Quand les chances sont contre vous, persistez-vous habituellement à penser que cela vaut la peine de tenter le coup ?

57. Vous arrive-t-il souvent de vous sentir très mal à l'aise dans les circonstances importantes ?

ASSUREZ-VOUS D'AVOIR RÉPONDU A TOUTES LES QUESTIONS, S'IL VOUS PLAIT

PAGE : 3/3

166

ANNEXE X

QUESTIONNAIRE DE PERSONNALITE POUR SPORTIFS

Q.P.S. de E. THILL

FORME JEUNE

LES EDITIONS DU CENTRE DE PSYCHOLOGIE APPLIQUEE

48, AVENUE VICTOR HUGO — 75783 PARIS CEDEX 16

1984

QUESTIONNAIRE EN 10 PAGES
340 QUESTIONS

PAGE : 1/10

167

Questionnaire de Personnalité pour Sportifs
Forme Jeune

N'ECRIVEZ RIEN SUR CE CAHIER

INSTRUCTIONS :

Ce livret contient une série de propositions. Lisez-les l'une après l'autre, décidez de ce que vous pensez de chacune d'elles, puis indiquez votre réponse sur la feuille réservée à cet effet. **Ne notez rien sur le livret.**

Si vous approuvez une proposition, si vous estimez qu'elle est vraie dans votre cas, cochez d'une croix la case **Vrai (V).**

Si vous ne l'approuvez pas ou si vous estimez qu'elle n'est pas vraie dans votre cas, cochez la case **Faux (F).**

En notant vos réponses, assurez-vous que le numéro de chaque phrase correspond au numéro de la feuille de réponse. Il est indispensable d'indiquer **Vrai** ou **Faux** pour chaque phrase, sans exception, même si dans certains cas il vous semble difficile de répondre.

Vous remarquerez que certaines de ces propositions se ressemblent. En réalité, si elles évaluent parfois la même dimension de votre personnalité, il n'y en a pas deux qui soient exactement les mêmes.

Vous pouvez, à présent, commencer à lire les phrases et à répondre. Vous disposez du temps que vous voulez, mais en principe, vous devez répondre spontanément à l'ensemble du questionnaire dans un délai d'une heure.

LES EDITIONS DU CENTRE DE PSYCHOLOGIE APPLIQUEE

48, avenue Victor Hugo — 75783 PARIS CEDEX 16

Dépôt légal : 4ᵉ trimestre 1983 - Edit. n° 688 - Impr. n° 471

168

1. Je me satisfais habituellement d'une place d'honneur .... V 1
2. Je peux supporter un effort physique qui dure de longues heures .... F 2
3. Je deviens inquiet et irritable lorsque je dois rester longtemps inactif .... V 3
4. Mes intérêts passent rapidement d'une chose à l'autre .... V 4
5. Avant d'agir, je pense naturellement aux conséquences de mes actions .... F 5
6. Je préfère toujours ce qui m'est familier et sûr, plutôt que de tenter la chance ..... V 6
7. Il m'arrive de pleurer ou de m'effondrer après une mauvaise performance .... F 7
8. Quand je subis un échec, j'ai tendance à me laisser aller .... F 8
9. Je crois avoir l'esprit vif et pouvoir répondre vite et bien .... V .. 9
10. Je trouve qu'il est facile d'être responsable d'un groupe et d'y maintenir la discipline .. F 10
11. Mes adversaires seraient effrayés s'ils devinaient mes pensées en compétition ...... F 11
12. Je ne me sens pas facilement à l'aise avec des personnes que je ne connais pas .... F ... 12
13. Le plus important n'est pas que l'équipe gagne mais que je sois brillant .... F 13
14. Le sport est plus un jeu qu'un moyen de rivaliser avec les autres .... V .. 14
15. Je suis d'accord avec le principe suivant : l'entraînement sportif avant la détente ... V 15
16. Je participe aux compétitions uniquement pour gagner .... F 16
17. Dans ma vie personnelle, j'atteins la plupart du temps les buts que je me suis fixés .. V .. 17
18. Souvent, je me lance dans des activités qui demandent des efforts brefs mais intenses . V . 18
19. Les gens me considèrent comme quelqu'un de solide, d'équilibré, qui ne se laisse pas
    toucher par les bonnes et mauvaises choses de la vie .... V 19
20. Il m'arrive de réagir trop vite .... V 20
21. Cela me plaît de réaliser des actions risquées, audacieuses, uniquement par jeu .... F ... 21
22. Lorsque quelque chose me met réellement en colère, je redeviens calme très rapidement . F 22
23. De mauvaises conditions ne m'empêchent pas de donner mon maximum ..... V 23
24. Je crois qu'une véritable conversation doit porter sur un sujet sérieux et aller au fond des
    choses .... V 24
25. J'accepte difficilement que l'on ne veuille pas me confier des responsabilités lors des entraî-
    nements ou des compétitions .... F 25
26. L'agressivité n'est pas le plus important pour la réussite en sport .... V 26
27. J'ai tendance à m'attacher longtemps à mes camarades et aux groupes dont je fais partie . F . 27
28. J'aide mes partenaires, même s'ils doivent prendre ma place dans l'équipe . V 28
29. J'ai du mal à rester calme et lucide dans les situations difficiles .... V 29
30. Je me plie toujours sans rouspéter aux décisions prises par la majorité de mes camarades
    d'équipe .... F 30
31. Même à l'entraînement, je veux me montrer meilleur que mes partenaires .... F 31
32. J'ai l'habitude d'aller au bout des actions que je commence ...... V 32
33. J'aime les efforts où je peux donner toute ma puissance .... V 33
34. Il m'est difficile de fixer mon esprit sur un travail ou une occupation .... F 34
35. J'observe toujours longuement mes adversaires avant une compétition ... F 35
36. Avant de commencer un déplacement, je fais toujours bien à l'avance un plan et j'établis un
    chemin que j'ai du mal à ne pas suivre .... F 36
37. Je suis considéré comme quelqu'un dont l'humeur est toujours égale ... V 37
38. On dit de moi que je suis obstiné, tenace, accrocheur ... V 38
39. L'habitude de réfléchir sur moi-même et de penser à mes actions m'a permis de devenir
    moins anxieux et plus confiant en mes possibilités ..... F ...... F 39
40. Quand une discussion tourne mal, j'ai tendance à me mettre à l'écart . F 40
41. J'aimerais pouvoir frapper mes adversaires .... F 41
42. Il m'est très difficile de me confier à quelqu'un ... F 42
43. Il faut savoir sacrifier son intérêt personnel aux intérêts du groupe ..... V 43
44. Le succès sportif ne mérite pas qu'on abandonne ses études ... V 44
45. Je n'aime pas me faire remarquer lorsque je suis en groupe .... F 45
46. Mon ambition me pousse à réaliser des efforts de plus en plus grands ... V 46

PAGE : 3/10

47. Je me sens capable de suivre en dehors de la saison un entraînement intense, si on me le demande . . . . √ 47
48. Je m'exprime avec vivacité quand je suis intéressé par un sujet . . . . √ 48
49. J'agis souvent selon la première idée qui me passe par la tête . . . √ 49
50. On me considère comme une personne calme et réfléchie . . . . . √ 50
51. Je préférerais un travail bien payé de façon irrégulière, plutôt qu'accomplir un travail moins payé mais régulièrement . . . . √ 51
52. Je passe souvent de la gaieté à la tristesse et inversement sans que je sache pourquoi . F . . . 52
53. Mon attention ne se relâche pas quand mes équipiers manquent de sérieux . . F 53
54. Après une victoire ou une bonne performance, j'aime rester seul pour savourer ma joie . . F . . 54
55. Je tiens peu compte de l'avis des autres pour prendre une décision . . . . . F 55
56. Je fais toujours tout pour éviter les contacts physiques pendant un match . . . √ 56
57. On dit de moi que je suis un joyeux compagnon . . . . . . √ 57
58. Je n'aime pas prêter mes affaires . . . . √ 58
59. Je suis généralement assez satisfait quand j'analyse mes résultats après la compétition . √ . 59
60. La réussite sportive demande une vie sérieuse et disciplinée . . √ 60
61. Réussir m'est égal, je me contente de participer . . . √ 61
62. Je suis capable de me concentrer sur un travail pendant un temps très long . √ 62
63. J'aime faire les choses lentement et calmement . . F 63
64. J'aimerais parfois que tout soit fini avant d'avoir commencé . √ 64
65. J'ai parfois des réactions exagérées que je regrette par la suite . . √ 65
66. D'une manière générale, je préfère assurer ma place plutôt que de prendre des risques . √ . . 66
67. Dans les situations désagréables, je conserve généralement ma bonne humeur . . F 67
68. Lorsque des spectateurs me critiquent en compétition, cela me fait perdre mes moyens √ . . 68
69. Je ne supporte pas longtemps la solitude . . . . . √ 69
70. J'ai tendance à suivre l'avis de mon entraîneur ou de mes camarades . √ 70
71. Je regrette les coups douloureux que je pourrais porter involontairement à mes adversaires √ 71
72. Je préfère me préparer seul avant une compétition . . . . √ 72
73. Je cherche toujours à aider un équipier en difficulté . . . . . F 73
74. Je ne suis pas influencé par la réputation des autres, même si elle est importante F 74
75. Je ne supporte pas qu'on soit grossier à l'égard de l'arbitre lorsqu'il pénalise une équipe √ . 75
76. Les gens disent de moi que je ne reculerais devant rien pour gagner . . . . F 76
77. Je m'adapte difficilement aux efforts longs . . . . . . F 77
78. Il m'arrive de me dépenser sur un terrain de sport comme si ma vie en dépendait . . . F 78
79. A l'école, il m'est très difficile de parler devant la classe . . . F 79
80. Ce que je préfère dans une compétition, c'est son aspect tactique . . F 80
81. Je suis toujours prêt à attaquer même si mon adversaire possède une bonne défense . F . . . 81
82. Je peux me concentrer et garder mon calme même si l'ambiance est bruyante et inhabituelle √ 82
83. J'étonne mon entourage par ma volonté à vaincre les difficultés . . √ 83
84. En sport, comme dans les autres domaines, on ne peut réussir que si l'on fait preuve d'organisation et de soin dans les moindres détails . . . . . √ 84
85. J'ai besoin que mon entraîneur me stimule en compétition . . . . F 85
86. Je préfère les sports où il y a un contact direct avec l'adversaire . . . . F 86
87. Je déteste travailler seul dans des endroits isolés . . . . √ 87
88. Je garde jalousement les petits secrets qui me permettent de réussir . . . . √ 88
89. J'éprouve des difficultés à redevenir calme après que je me sois mis vraiment en colère . F . . 89
90. L'adversaire mérite toujours qu'on le respecte . . . . √ 90
91. Je n'aime jouer qu'avec des partenaires de valeur . . . . F 91

PAGE : 4/10

170

92. J'ai du mal à poursuivre longtemps certains exercices d'entraînement . . . . . . F 92
93. Je ne me crois pas capable de produire de gros efforts dans un temps très court . F 93
94. Mon humeur est très facilement influencée par mon entourage V 94
95. Je fais très attention à organiser mes actions et à répartir mes efforts . . F 95
96. Je préfère avoir un mode de vie bien réglé, avec des heures régulières et des habitudes
    fixées une fois pour toutes . . V 96
97. Il m'arrive parfois de ne plus avoir envie de participer à des épreuves pour lesquelles je
    m'étais préparé et réjoui d'avance . . . . F 97
98. Il m'est très difficile de rester concentré longtemps . . . F 98
99. Si, dans une compétition, je suis désavantagé par une décision de l'arbitre, je le lui signale
    et je réclame immédiatement . . V 99
100. Habituellement, j'influence plus les autres qu'ils ne m'influencent . V 100
101. La compétition est pour moi une guerre . . F 101
102. Dans un groupe, on perd sa liberté . . . F 102
103. Quand un équipier a fait une faute, j'estime qu'il ne faut pas lui en vouloir . V 103
104. Lorsque je pense à mon avenir cela me rend généralement sombre et inquiet . . F 104
105. Même si je ne suis pas intéressé, j'écoute avec attention les exposés qui sont faits . . F 105
106. J'aimerais devenir un personnage connu de tous . . F 106
107. Etant donné mon niveau d'entraînement je crois que je suis très endurant . V 107
108. Je suis attiré par tout ce qui va vite . . . F 108
109. Il me semble que je fais plus souvent que les autres des choses que je regrette par la suite . F 109
110. Pour gagner, il faut foncer . . . F 110
111. Je me sens réellement prêt à prendre de nombreux risques pour essayer de faire mieux . . F . . 111
112. Beaucoup de mes goûts et sentiments restent constamment les mêmes . . F 112
113. Je ne lâche jamais, même si le succès n'est pas immédiat . . V 113
114. Je préfère me lancer dans une action après en avoir soigneusement étudié les différents
    aspects . . . F 114
115. Je préfère un entraîneur qui me dirige avec fermeté . . F 115
116. Je n'aime pas être opposé à des adversaires durs, agressifs et autoritaires . V 116
117. Je sympathise très facilement avec les gens . . . V 117
118. J'accepte difficilement les fautes de mes camarades . . . F 118
119. Je ne cherche pas à devenir le meilleur dans ma discipline et ma catégorie . . F 119
120. Je suis toujours plein de respect à l'égard de l'arbitre . . . V 120
121. Plus les conditions sont difficiles, plus je pense à la victoire . . V 121
122. Je reconnais qu'à l'entraînement j'ai tendance à ne pas trop forcer . . . F 122
123. A mon avis, je devrais mieux réussir, à travail égal, dans les sports de vitesse que dans les
    sports de résistance . . V 123
124. Cela ne vaut pas la peine de se donner du mal pour les gens. A la longue, on ne finit que par
    s'attirer des ennuis . . . F 124
125. En compétition, je m'applique à tenir compte de ce que font mes adversaires . F 125
126. Je regrette souvent les risques que j'ai pris et qui m'ont conduit à un échec . . V 126
127. Je suis tantôt confiant, tantôt inquiet avant une épreuve . V 127
128. Pendant la compétition, je suis très sensible à ce qui se passe autour de moi . V 128
129. J'ai parfois l'impression de ne pas réussir en compétition aussi bien que je le pourrais
    parce que je suis d'un caractère trop inquiet . V 129
130. Quand je ne suis pas d'accord avec le choix de l'entraîneur, il m'arrive de m'opposer à lui V . 130
131. Je passe pour quelqu'un qui ne se laisse pas marcher sur les pieds . . V 131
132. J'ai tendance à vouloir me débrouiller seul sans l'aide des autres . V 132
133. La victoire de l'équipe m'apporte plus de satisfactions que ma réussite personnelle . F 133
134. Souvent, j'ai tendance en compétition à chercher à assurer le résultat, plutôt qu'à continuer
    d'attaquer . V 134
135. Lorsque j'assiste en qualité de spectateur à une compétition, je ne me laisse jamais guider
    par mes préférences personnelles . . F 135
136. Je connais mes limites et je sais que j'aurais beaucoup de mal à les dépasser . F 136

PAGE : 5/10

171

137. Je travaille avec une grande énergie à tout ce que je commence, jusqu'à ce que je sois satisfait du résultat . . . . ✓ 137
138. D'une manière générale, je préfère les entraînements courts et répétés aux séances moins intenses et plus longues . . . . F 138
139. Je passe auprès des gens pour quelqu'un de sérieux ✓ 139
140. Les longues discussions pour préparer un projet m'ennuient . F 140
141. Je joue souvent en prenant de grands risques . . . F 141
142. Il en faut beaucoup pour m'émouvoir avant une épreuve difficile . . F 142
143. Un entourage, même s'il est contre moi, me laisse indifférent . . . F 143
144. Dans une conversation, les idées me viennent rapidement et je prends souvent la parole ✓ . . 144
145. Pendant une compétition, j'ai besoin des conseils permanents de mon entraîneur . . F 145
146. En sport, comme en toute activité, j'aime me faire mal . ✓ 146
147. Il m'est difficile de me plier aux règles de la vie en groupe . ✓ 147
148. Je suis capable de ne pas me mettre en avant si c'est l'intérêt de l'équipe . ✓ 148
149. Quand mes partenaires d'entraînement ne sont pas sérieux, j'ai du mal à rester concentré sur mon travail . ✓ 149
150. Au cours d'une compétition, je n'ai jamais cherché à changer la règle à mon avantage ✓ . . . 150
151. Je ne me sens vraiment bien qu'après la réussite d'un but que je me suis fixé . ✓ 151
152. Je me sens capable de réaliser les buts lointains que je me suis fixés . ✓ 152
153. J'admire davantage les champions de courses de fond que ceux des courses de sprint . F . . 153
154. Il m'est difficile de commencer une conversation avec des inconnus . . . F 154
155. J'ai tendance à agir sans réfléchir . F 155
156. Je suis respectueux des habitudes et assez résistant à toute forme de nouveauté . F 156
157. Je suis parfois ennuyé par une pensée qui me revient sans cesse à l'esprit . . F 157
158. J'ai généralement besoin d'être encouragé par mes proches . . F 158
159. Je préfère prendre le temps d'analyser ce que les autres me disent plutôt que de leur répondre immédiatement . . . F 159
160. J'aime bien organiser ou diriger les activités d'un groupe . ✓ 160
161. Quand je perds, je considère que cela n'a pas tellement d'importance . ✓ 161
162. Je ne m'ennuie jamais quand je suis seul . ✓ 162
163. J'ai parfois l'impression de perdre mon temps quand je travaille avec les autres . F 163
164. Il n'y a pas que le succès sportif qui compte dans la vie . ✓ 164
165. Je fais l'effort de me présenter dans une tenue correcte à l'occasion des rencontres sportives auxquelles je participe . ✓ 165
166. Je trouve qu'on s'intéresse trop aux champions . F 166
167. Même si les résultats ne sont pas immédiats, je poursuis toujours un travail que j'ai commencé . ✓ 167
168. Je me sens capable de donner le maximum de moi-même, plusieurs fois de suite, dans un temps court . ✓ 168
169. Je n'aime pas être obligé de parler devant un groupe . F 169
170. Quelles que soient les situations, j'ai horreur d'attendre . ✓ 170
171. Par goût, j'aime tous les jeux qui comportent une part de chance . F 171
172. Un passage à vide ne m'inquiète généralement pas, car je sais qu'il sera de courte durée ✓ . . 172
173. Je suis capable d'avoir l'énergie suffisante pour surmonter les difficultés qui se présentent à moi . . . ✓ 173
174. Je crois beaucoup qu'il est nécessaire de réfléchir sur soi et de s'analyser . ✓ 174
175. Je me surprends souvent à imiter quelqu'un que je considère comme supérieur . ✓ 175
176. J'évite de sympathiser avec un adversaire pour pouvoir le battre plus facilement . F 176
177. Je me fais des amis assez rapidement et je me sens à l'aise avec eux en quelques minutes ✓ 177
178. Lorsque mes partenaires d'équipe se disputent, j'essaye toujours de calmer les esprits et d'arranger les choses . . ✓ 178
179. Habituellement, je sais maîtriser mes réactions lorsque l'arbitre prend une décision injuste à mon égard . . . . F 179

180. Dans toutes les situations, un sportif sait contrôler ses réactions . F. 180
181. Quand j'analyse mes résultats, je suis toujours insatisfait . F. 181
182. On dit de moi que je suis décidé et accrocheur . V. 182
183. Je préfère les efforts prolongés aux efforts intenses et brefs . V. 183
184. Je manque certainement de confiance en moi . F. 184
185. Je supporte difficilement de ne pas avoir longuement préparé mes actions . F. 185
186. J'aimerais un travail qui offre des changements, des tâches variées, des voyages, même s'il
comporte de grands risques . V. 186
187. Généralement, il m'est difficile de m'endormir le soir car je continue à penser à ce qui s'est
passé dans la journée . . . F. 187
188. Dans la difficulté, j'ai parfois tendance à me laisser aller . . F. 188
189. Avant de me lier à une autre personne, j'aime bien observer son comportement et essayer de
l'analyser . . . . F. 189
190. Habituellement, j'accepte volontiers un avis différent du mien . F. 190
191. En compétition, il m'arrive de souhaiter la blessure de mes adversaires pour pouvoir gagner . F 191
192. Je préfère m'entraîner tout seul plutôt qu'en groupe . V. 192
193. Dans une équipe, on dépend trop des autres . V. 193
194. Si j'ai le désir de battre mon adversaire pendant la compétition cela ne m'empêche pas de
chercher à sympathiser avec lui . V. 194
195. Je me bats avec acharnement, même lorsque je sais que je ne peux plus gagner . F. 195
196. Lorsque je n'atteins pas le but que je me suis fixé, cela ne me contrarie pas longtemps . V. . . 196
197. Je peux supporter des efforts répétés et monotones sans me lasser . V. 197
198. Je ne suis pas à mon aise quand je travaille à un projet qui demande une action rapide . V. . . . 198
199. J'agis la réputation d'être un travailleur sérieux et appliqué . . . V. 199
200. J'agis parfois rapidement sans prendre le temps de réfléchir . . V. 200
201. Pour voyager à l'étranger, je préférerais suivre un circuit organisé par des spécialistes, plutôt
que de décider moi-même des lieux que je voudrais visiter . F. 201
202. En toutes circonstances, je conserve généralement mon calme . F. 202
203. Des conditions défavorables ne m'empêchent pas de donner mon maximum V. 203
204. Après une victoire ou une bonne performance, j'aime manifester la joie qui me gagne . F. 204
205. Je me contente généralement d'écouter dans les discussions de groupe, sans donner mon
avis . F. 205
206. Même à l'entraînement, je me montre constamment combatif . V. 206
207. Je m'adapte facilement aux autres . V. 207
208. Même en étant remplaçant, je sais que je rends service à l'équipe . F. 208
209. Je crois que mon désir de vaincre n'est pas augmenté par des conditions difficiles . F. 209
210. Je reconnais toujours les erreurs que j'ai commises pendant une compétition . V. 210
211. Je me fixe des buts difficiles que j'essaye d'atteindre . V. 211
212. Je trouve que les séances d'entraînement sont toujours trop courtes . F. 212
213. J'aime ressentir des sensations fortes . . F. 213
214. Il y a des moments où mon avenir me paraît très sombre . F. 214
215. Je me lance souvent dans de nouvelles activités avant d'avoir fini ce que j'ai commencé . F. . . 215
216. Même si je perds parfois du temps, je préfère prendre lentement mes décisions 216
217. Je me sens souvent devenir inquiet pour une petite cause . F. 217
218. Les critiques sévères de mon entraîneur ont tendance à me démoraliser . F. 218
219. J'aime réfléchir sur moi-même dans le calme et le silence . . F. 219
220. J'aime bien avoir le dernier mot dans une discussion . V. 220
221. Il m'arrive rarement de détester mes adversaires pendant une compétition . V. 221
222. Pendant mes heures de loisirs, je préfère rester seul . F. 222
223. La bonne entente dans une équipe permet de compenser ses faiblesses techniques . V. 223
224. Je peux rester longtemps contrarié de ne pas réussir à atteindre un but que je me suis fixé . . 224
225. Je n'ai jamais accepté que des supporters injurient l'arbitre ou l'adversaire, même lorsque
la situation est défavorable à une équipe . . V. 225

PAGE : 7/10

226. Je désire devenir le meilleur de ma catégorie et de ma spécialité . . .F. 226
227. Je pense qu'il faut reprendre de très nombreuses fois une tâche pour la mener à bien .F. . . . 227
228. J'ai tendance à agir de façon plus lente et à parler moins vivement que les personnes de mon âge . . .F. 228
229. Je me sens presque toujours en pleine forme .V. 229
230. Je réfléchis soigneusement avant de me lancer dans une activité .F. 230
231. Même si je domine en compétition, je cherche à gagner rapidement même si je dois prendre des risques . . .F. 231
232. Il m'est relativement facile de garder les idées claires dans les moments difficiles .V. 232
233. Des ennuis personnels peuvent m'empêcher de donner le meilleur de moi-même dans les activités que j'aime .V. 233
234. Il m'arrive parfois de penser longtemps à la même chose .V. 234
235. J'essaye toujours d'appliquer avec grand soin les ordres de mon entraîneur .V. 235
236. Lorsqu'une faute a été commise contre moi, je cherche rarement à me venger .F. 236
237. J'aime faire de nouvelles connaissances .V. 237
238. Il est important de voir ses camarades d'équipe en dehors des entraînements .V. 238
239. Je n'ai pas l'habitude d'être constamment auprès de mes parents, camarades ou amis .F. . . 239
240. Il n'y a rien de plus désagréable pour moi que d'entendre dire du mal d'un partenaire .V. . . . 240
241. Je n'ai de plaisir que quand je gagne .F. 241
242. Par rapport à mes camarades d'entraînement, je sais davantage accepter la souffrance de divers entraînements . . .V. 242
243. Je préfère les personnes vives et dynamiques à celles qui sont calmes et réfléchies .V. 243
244. Je fais souvent ce qui me plaît sur le moment, même s'il faut sacrifier un but lointain .V. 244
245. J'arrive généralement en compétition sans avoir bien réfléchi à ce que je vais faire .V. 245
246. J'aime bien qu'il existe une part d'inconnu dans tout ce que j'entreprends . . .V. 246
247. Je me sens parfois fatigué et je me laisse aller sans raison .F. 247
248. Un échec ne diminue pas ma détermination . . .F. 248
249. J'ai du plaisir à repenser longtemps aux impressions que j'ai pu ressentir dans mes actionsV 249
250. Lorsque dans un groupe on tarde à prendre une décision, je la prends souvent moi-même .V. 250
251. Je calcule mes efforts en compétition en pensant aux étapes suivantes .F. 251
252. Je préfère les sports individuels aux sports collectifs . . .V. 252
253. J'accepte que mes équipiers me fassent des remarques, alors que je ne le permettrais pas à d'autres personnes . . .V. 253
254. Ma volonté à atteindre mes buts peut être diminuée si je subis plusieurs échecs, même s'ils sont de courte durée . .V. 254
255. Il est anormal que le comportement des sportifs soit influencé par l'argent .V. 255
256. La victoire est moins importante que le plaisir de participer .V. 256
257. Pour réussir en sport, je suis prêt à accepter des entraînements longs et pénibles .V. 257
258. Le sport me permet de libérer l'énergie que j'ai en trop .V. 258
259. Quand je suis dans un groupe, je prends en général la responsabilité de faire connaître les gens les uns aux autres . . .V. 259
260. J'ai généralement des réactions vives . . .V. 260
261. Je trouve qu'il m'est difficile de me plier à des habitudes . .F. 261
262. Dans la plupart des cas, j'agis avec enthousiasme mais sans nervosité .V. 262
263. Habituellement un mauvais début en compétition me décourage fortement .F. 263
264. Je m'occupe plus de détails pratiques que des buts que je me suis fixés 264
265. J'aime imiter les exemples qu'on me donne . . .V. 265
266. Quand je reçois un coup, j'ai tendance à le rendre immédiatement . .F. 266
267. J'éprouve le besoin de voir souvent mes amis . . . .V. 267
268. Je me plie sans difficultés aux règles de l'équipe . . .F. 268
269. Généralement, j'hésite à prendre certains risques pour assurer ma progression .V. 269
270. Pour moi, un sportif respecte toujours l'adversaire auquel il est opposé .V. 270
271. La réussite est pour moi une importante nécessité . . . .V. 271

272. Quand je commence une activité, je travaille avec énergie et persévérance parce que je sais que c'est le prix que je dois payer pour m'améliorer . ∨ 272
273. Je préfère les efforts longs et réguliers aux efforts brefs et violents ∨ 273
274. Mes soucis m'ont souvent empêché de dormir . F 274
275. Je prends toujours le soin de réfléchir avant de prendre une décision . F 275
276. Il m'arrive de regretter les risques que j'ai pris même s'ils ne se sont pas terminés par un échec ... F 276
277. La veille d'une compétition, j'ai du mal à trouver le sommeil . ∨ 277
278. Les ennuis de ma vie personnelle n'ont aucune influence sur mes résultats sportifs . . F 278
279. Plutôt que de me livrer à la réflexion, je préfère entrer dans le vif de l'action ∨ 279
280. J'ai tendance à me laisser influencer par ceux qui ont une grande réputation ∨ 280
281. Lors d'une compétition sportive, je me soucie davantage de la technique que de la recherche de la victoire ... F 281
282. Je considère qu'il ne faut pas trop s'attacher aux autres . ∨ 282
283. Il est parfois nécessaire de savoir se mettre à la place des autres ∨ 283
284. Dans une compétition que je domine, je ne prends jamais de risques pour parvenir plus rapidement à la victoire ... ∨ 284
285. J'aime écouter les émissions éducatives à la radio ... ∨ 285
286. Je cherche sans cesse à aller au-delà de mes possibilités ∨ 286
287. A l'entraînement, je travaille plus que la plupart de mes partenaires ∨ 287
288. Plus je pratique des activités physiques, plus j'ai besoin de me dépenser franchement car je suis plein d'énergie ∨ 288
289. Je m'accroche à un travail jusqu'à ce qu'il soit fait, même si presque tous les autres ont abandonné .. ∨ 289
290. Il m'arrive souvent de réaliser sur le moment des actions que je suis amené à regretter par la suite ... F 290
291. Je préfère fréquenter toujours les mêmes personnes, bien que cela me mène probablement à ne pas connaître de personnes plus intéressantes . F 291
292. La plupart du temps je suis optimiste au sujet de mon avenir . ∨ 292
293. Les échecs passagers ne m'empêchent pas de poursuivre les buts que je me suis fixés . ∨ . . 293
294. Je trouve exagérées les manifestations de joie et "embrassades" auxquelles se livrent certains sportifs . ∨ 294
295. J'ai tendance à constamment montrer l'exemple ... F 295
296. Je me sens parfaitement capable de tenir tête à n'importe qui . F 296
297. J'ai souvent besoin de la présence d'autres personnes pour me sentir bien . ∨ 297
298. J'estime que le travail en commun me fait davantage progresser que le travail individuel . F .. 298
299. Je me plie aux décisions de l'arbitre, même si je ne les considère pas comme justifiées ∨ .. 299
300. Rien n'est plus important pour moi que mes devoirs envers mes partenaires sportifs . F 300
301. La présence de nombreux spectateurs me pousse à donner le meilleur de moi-même . ∨ 301
302. Je me sens découragé rien qu'à l'idée d'un entraînement long et pénible . F 302
303. De temps en temps, j'ai besoin de me lancer dans une activité qui demande des efforts brefs mais intenses . ∨ 303
304. Il m'est difficile de trouver un sujet de conversation avec un inconnu ... F 304
305. Lorsque je commence une compétition, je préfère avoir un plan d'action précis . F 305
306. Si j'étais capitaine d'une équipe sportive, je choisirais généralement un jeu de défense assurant une partie nulle, plutôt qu'un jeu offensif pouvant conduire l'équipe aussi bien à la victoire qu'à la défaite .... F 306
307. Avant une compétition, mes idées ont tendance à se disperser ... F 307
308. Je suis plus sensible à la façon dont l'entraîneur me parle qu'à ce qu'il me dit . F 308
309. Quand un nouvel équipier arrive dans le groupe, je préfère observer son comportement avant d'avoir des contacts approfondis avec lui . F 309
310. En l'absence de l'entraîneur, je considère que l'un de mes rôles est de maintenir la discipline parmi mes camarades d'entraînement .... F 310
311. Devant une décision injuste de l'arbitre, je réagis habituellement avec violence . F 311

PAGE : 9/10

175

312. Je suis souvent indifférent avec les gens avec qui je n'ai plus rien à faire . . F. 312
313. Le travail en groupe aide à la réussite individuelle . V 313
314. Je ne peux m'empêcher d'écouter une discussion de groupe sans faire connaître mon propre
avis . . V 314
315. Je n'ai jamais critiqué mon entraîneur dans son dos . V 315
316. Je suis prêt à sacrifier mes études pour réussir en sport . F 316
317. Je préfère les efforts longs aux efforts brefs . . V 317
318. On dit que je suis plus un fonceur qu'un technicien . . V 318
319. J'aime bien faire des lectures scientifiques . . F 319
320. Pour éviter de gaspiller mon énergie, je préfère organiser mes entraînements, compétitions,
études, selon un plan établi longuement à l'avance . . F 320
321. J'aimerais mieux un travail rémunéré par un salaire fixe, assuré, que par un salaire plus
important mais qui dépendrait de ma possibilité de convaincre les gens . . F 321
322. Il m'arrive parfois d'avoir la sensation d'un vague danger ou bien de me mettre à avoir peur
pour des raisons que je ne m'explique pas . V 322
323. Quand je joue de malchance, cela ne diminue pas mon désir de réussite V 323
324. Dans les vestiaires, j'aime faire rire mes équipiers et détendre l'ambiance par des plaisan-
teries, même faciles . . V 324
325. L'influence que j'ai sur mes camarades compte plus pour le succès de mon équipe que mes
propres performances sportives . F 325
326. Pour pouvoir gagner, je cherche à écraser mes adversaires . F 326
327. Je m'enferme souvent afin que les gens ne puissent pas m'ennuyer . F 327
328. J'ai entière confiance dans mes équipiers . . F 328
329. Même si cela m'a amené à un échec, je n'ai jamais de regret d'avoir pris certains risques . F . . 329
330. Je n'injurie jamais un adversaire qui m'a donné un coup . . F 330
331. Je me donne beaucoup de mal pour faire partie des meilleurs . V 331
332. Il n'y a rien dans la vie qui puisse remplacer la réussite sportive . F 332
333. Le sport est pour moi moins un jeu qu'une possibilité de rivaliser V 333
334. Je pense que je suis un gagneur . . F 334
335. Je ne deviendrai jamais le meilleur de ma spécialité . . V 335
336. Seule la victoire m'attire, même si elle est acquise de justesse . . F 336
337. J'attends qu'on me demande de participer à une compétition . F 337
338. Je ne ressens pas toujours le besoin de gagner quand je participe à une compétition V 338
339. Je suis prêt à faire de nombreux sacrifices pour réussir . V 339
340. Parvenir au plus haut niveau est devenu maintenant trop difficile V 340

PAGE : 10/10

176

RESULTAT GRAPHIQUE DU QPS :

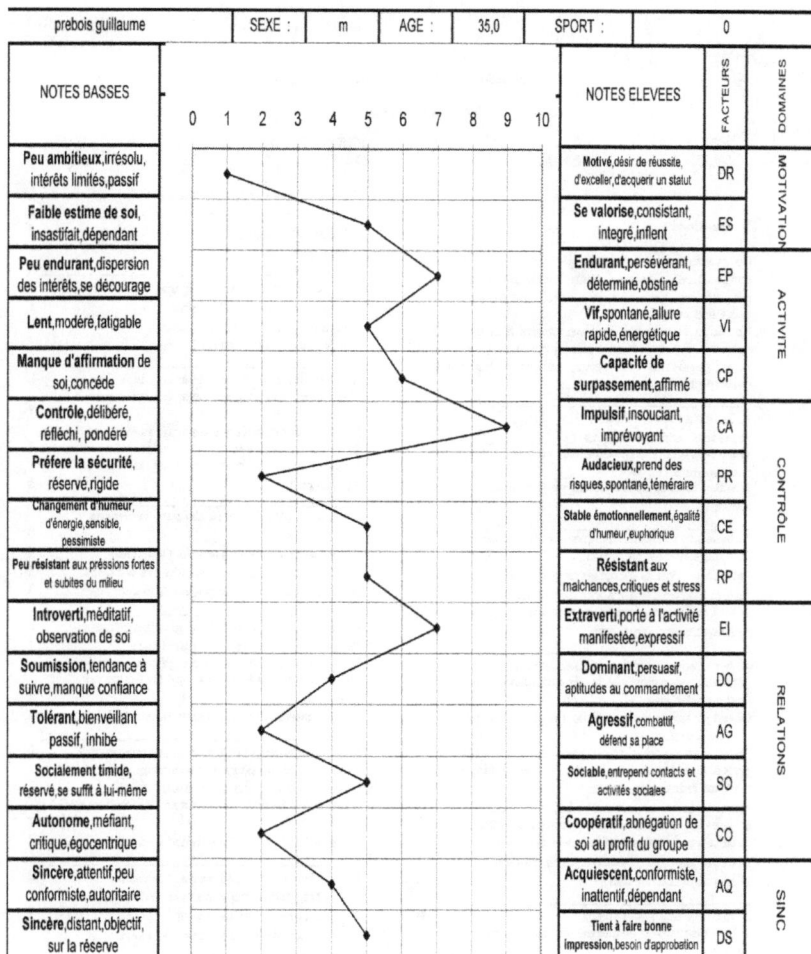

prebois guillaume	SEXE :	m	AGE :	35,0	SPORT :	0

NOTES BASSES	0 1 2 3 4 5 6 7 8 9 10	NOTES ELEVEES	FACTEURS	DOMAINES
Peu ambitieux,irrésolu, intérêts limités,passif		**Motivé**,désir de réussite, d'exceller,d'acquerir un statut	DR	MOTIVATION
Faible estime de soi, insastifait,dépendant		**Se valorise**,consistant, integré,inflent	ES	
Peu endurant,dispersion des intérêts,se décourage		**Endurant**,persévérant, déterminé,obstiné	EP	ACTIVITE
Lent,modéré,fatigable		**Vif**,spontané,allure rapide,énergétique	VI	
Manque d'affirmation de soi,concéde		**Capacité de surpassement**,affirmé	CP	
Contrôle,délibéré, réfléchi, pondéré		**Impulsif**,insouciant, imprévoyant	CA	CONTRÔLE
Préfere la sécurité, réservé,rigide		**Audacieux**,prend des risques,spontané,téméraire	PR	
Changement d'humeur, d'énergie,sensible, pessimiste		**Stable émotionnellement**,égalité d'humeur,euphorique	CE	
Peu résistant aux prèssions fortes et subites du milieu		**Résistant** aux malchances,critiques et stress	RP	
Introverti,méditatif, observation de soi		**Extraverti**,porté à l'activité manifestée,expressif	EI	
Soumission,tendance à suivre,manque confiance		**Dominant**,persuasif, aptitudes au commandement	DO	RELATIONS
Tolérant,bienveillant passif, inhibé		**Agressif**,combattif, défend sa place	AG	
Socialement timide, réservé,se suffit à lui-même		**Sociable**,entrepend contacts et activités sociales	SO	
Autonome,méfiant, critique,égocentrique		**Coopératif**,abnégation de soi au profit du groupe	CO	
Sincère,attentif,peu conformiste,autoritaire		**Acquiescent**,conformiste, inattentif,dépendant	AQ	SINC
Sincère,distant,objectif, sur la réserve		**Tient à faire bonne impression**,besoin d'approbation	DS	

SUIVI PSYCHOLOGIQUE
ANNEXE XI

QUESTIONNAIRE ABRÉGÉ DE BECK

Traduction française : P. PICHOT

NOM : .... PRÉNOM : ....

SEXE : .... AGE : .... DATE : ..../............./...............................

Instructions :

Ce questionnaire comporte plusieurs séries de quatre propositions. Pour chaque série, lisez les quatre propositions, puis choisissez celle qui décrit le mieux votre état **actuel**.
Entourez le numéro qui correspond à la proposition choisie. Si, dans une série, plusieurs propositions vous paraissent convenir, entourez les numéros correspondants.

A. Je ne me sens pas triste. 0
Je me sens cafardeux ou triste. 1
Je me sens tout le temps cafardeux ou triste, et je n'arrive pas à en sortir. 2
Je suis si triste et si malheureux que je ne peux pas le supporter. 3

B. Je ne suis pas particulièrement découragé ni pessimiste au sujet de l'avenir. 0
J'ai un sentiment de découragement au sujet de l'avenir. 1
Pour mon avenir, je n'ai aucun motif d'espérer. 2
Je sens qu'il n'y a aucun espoir pour mon avenir, et que la situation ne peut s'améliorer. 3

C. Je n'ai aucun sentiment d'échec de ma vie. 0
J'ai l'impression que j'ai échouée dans ma vie plus que la plupart des gens. 1
Quand je regarde ma vie passée, tout ce que j'y découvre n'est qu'échecs. 2
J'ai un sentiment d'échec complet dans toute ma vie personnelle (dans mes relations avec mes parents, mon mari, ma femme, mes enfants). 3

D. Je ne me sens pas particulièrement insatisfait. 0
Je ne sais pas profiter agréablement des circonstances. 1
Je ne tire plus aucune satisfaction de quoi que ce soit. 2
Je suis mécontent de tout. 3

E. Je ne me sens pas coupable. 0
Je me sens mauvais ou indigne une bonne partie du temps. 1
Je me sens coupable. 2
Je me juge très mauvais, et j'ai l'impression que je ne vaux rien. 3

F. Je ne suis pas déçu par moi-même. 0
Je suis déçu par moi-même. 1
Je me dégoûte moi-même. 2
Je me hais. 3

G. Je ne pense pas à me faire du mal. 0
Je pense que la mort me libérerait. 1
J'ai des plans précis pour me suicider. 2
Si je le pouvais, je me tuerais. 3

H. Je n'ai pas perdu l'intérêt pour les autres gens. 0
Maintenant, je m'intéresse moins aux autres gens qu'autrefois. 1
J'ai perdu tout l'intérêt que je portais aux gens, et j'ai peu de sentiments pour eux. 2
J'ai perdu tout l'intérêt pour les autres, et ils m'indiffèrent totalement. 3

I. Je suis capable de me décider aussi facilement que de coutume. 0
J'essaie de ne pas avoir à prendre de décision. 1
J'ai de grandes difficultés à prendre des décisions. 2
Je ne suis plus capable de prendre la moindre décision. 3

J. Je n'ai pas le sentiment d'être plus laid qu'avant. 0
J'ai peur de paraître vieux ou disgracieux. 1
J'ai l'impression qu'il y a un changement permanent dans mon apparence physique, qui me fait paraître disgracieux. 2
J'ai l'impression d'être laid et repoussant. 3

K. Je travaille aussi facilement qu'auparavant. 0
Il me faut faire un effort supplémentaire pour commencer à faire quelque chose. 1
Il faut que je fasse un très grand effort pour faire quoi que ce soit. 2
Je suis incapable de faire le moindre travail. 3

L. Je ne me suis pas plus fatigué que d'habitude. 0
Je suis fatigué plus facilement que d'habitude. 1
Faire quoi que ce soit me fatigue. 2
Je suis incapable de faire le moindre travail. 3

M. Mon appétit est toujours aussi bon. 0
Mon appétit n'est pas aussi bon que d'habitude. 1
Mon appétit est beaucoup moins bon maintenant. 2
Je n'ai plus du tout d'appétit. 3

ANNEXE XII

FEUILLE D'AUTO-ANALYSE

NOM_____DATE_____

SEXE_____AGE_____DIVERS_____

Dans cette feuille, vous trouverez quarante questions concernant les difficultés que la plupart des gens éprouvent une fois ou l'autre dans leur vie.

Il serait très utile, pour vous comprendre, que vous indiquiez très franchement votre réponse à chaque question en marquant soit le OUI, soit le NON, etc., afin de décrire les problèmes que vous pouvez avoir.

Commencez avec les deux exemples simples ci-dessous, pour vous entraîner. Comme vous le voyez, chaque question est en réalité présentée sous forme d'une phrase. Vous montrerez comment elle s'applique à vous en mettant une croix, ×, dans l'une des trois cases qui se trouvent à droite. Marquez vos réponses aux exemples.

1. J'aime marcher. _____

        Oui   A l'occasion   Non

Il existe une case au milieu pour le cas où vous ne pourriez pas répondre catégoriquement Oui ou Non; mais utilisez cette case le moins possible.

2. Je préfèrerais passer une soirée :

(A) à bavarder avec des gens   (B) au cinéma._____

      A   Entre les deux   B

Environ la moitié des questions que vous trouverez aboutissent à un choix entre A et B comme celui-ci. B est toujours à droite. Rappelez-vous que vous ne devez utiliser la réponse « Entre les deux » ou « Incertain » que s'il vous est impossible de choisir entre A et B.

Maintenant :

    1. Ne sautez aucune question; répondez bien à chacune par une *seule* réponse. Vos réponses resteront absolument confidentielles.

    2. Ne perdez pas de temps en hésitations. Répondez immédiatement à chaque question selon ce que vous pensez au moment même (et non la semaine dernière, ou habituellement). Il est possible que vous ayez répondu précédemment à des questions semblables; mais répondez ce que vous sentez *maintenant*.

La plupart des gens terminent en cinq minutes; quelques-uns en dix minutes. Rendez votre feuille dès que vous l'aurez entièrement remplie.

Dès que l'examinateur vous le dira, tournez la page et commencez.

ARRÊTEZ - ATTENDEZ LE SIGNAL

LES ÉDITIONS DU CENTRE DE PSYCHOLOGIE APPLIQUÉE
48, Avenue Victor-Hugo, 75783 PARIS CEDEX 16.
Édité avec l'accord de l'Institute for Personality and Ability Testing.
Copyright 1961 by Centre de Psychologie Appliquée — TOUS DROITS RÉSERVÉS — Dépôt légal: 1er trim. 1961; Edit. n° 269.

3 pages

1/3

179

1. Les intérêts que je porte aux gens et aux distractions ont tendance à changer assez rapidement_____ — Vrai ☐ / Entre les deux ☐ / Faux ☒

2. Si des gens n'ont pas bonne opinion de moi, cela ne m'empêche pas d'avoir l'esprit parfaitement tranquille_____ — Vrai ☐ / Entre les deux ☐ / Faux ☒

3. J'aime attendre d'être certain que ce que je vais dire est correct avant d'avancer une opinion_____ — Oui ☐ / Entre les deux ☐ / Non ☒

4. J'ai tendance à me laisser entraîner par des sentiments de jalousie_____ — Parfois ☒ / Rarement ☐ / Jamais ☐

5. S'il fallait que je recommence ma vie :
   A) je l'organiserais très différemment
   B) je voudrais qu'elle soit comme elle a été_____ — A ☐ / Entre les deux ☐ / B ☒

6. J'admire mes parents dans toutes les questions importantes_____ — Oui ☐ / Entre les deux ☐ / Non ☒

7. Il m'est pénible de m'entendre répondre « non » même quand je sais que ce que je demande est impossible_____ — Vrai ☒ / Entre les deux ☐ / Faux ☐

8. J'ai des doutes sur l'honnêteté des gens qui se montrent avec moi plus amicaux que je ne m'y attendrais._____ — Vrai ☒ / Entre les deux ☐ / Faux ☐

9. Lorsqu'ils me donnaient des ordres et exigeaient mon obéissance mes parents (ou les gens qui m'ont élevé) ont été :
   A) toujours très raisonnables_____
   B) souvent déraisonnables — A ☒ / Entre les deux ☐ / B ☐

10. J'ai plus besoin de mes amis qu'eux ne paraissent avoir besoin de moi_____ — Rarement ☒ / Parfois ☐ / Souvent ☐

11. Je suis certain que je pourrais rassembler mes forces pour faire face à une difficulté soudaine_____ — Toujours ☒ / Souvent ☐ / Rarement ☐

12. Lorsque j'étais enfant j'avais peur du noir_____ — Souvent ☐ / Parfois ☐ / Jamais ☒

13. Les gens me disent parfois que je montre trop facilement mon émotion dans ma voix et dans mes manières_____ — Oui ☐ / Incertain ☐ / Non ☒

14. Si des gens profitent indûment de mon amabilité :
   A) j'en suis blessé et je leur en garde rancune
   B) je l'oublie bientôt et je pardonne_____ — A ☐ / Entre les deux ☐ / B ☒

15. Les critiques de nature personnelle que font beaucoup de gens tendent à me troubler plutôt qu'à m'aider_____ — Souvent ☒ / De temps en temps ☐ / Jamais ☐

16. Il m'arrive souvent de me mettre trop vite en colère contre les gens_____ — Vrai ☒ / Entre les deux ☐ / Faux ☐

17. Je me sens inquiet comme si je désirais quelque chose sans savoir quoi_____ — Très rarement ☒ / Parfois ☐ / Souvent ☐

18. Je me demande parfois si les gens auxquels je parle sont vraiment intéressés par ce que je dis_____ — Vrai ☐ / Entre les deux ☐ / Faux ☒

19. Je n'ai jamais ressenti de vagues impressions de malaise, telles que des douleurs mal définies, des troubles de la digestion, la sensation de mon cœur qui bat, etc._____ — Vrai ☐ / Incertain ☐ / Faux ☒

20. En discutant avec certaines personnes, je suis tellement gêné que j'ose à peine parler_____ — Parfois ☐ / Rarement ☐ / Jamais ☒

CONTINUEZ PAGE SUIVANTE.   N

2/3

180

Je dépense plus d'énergie que la plupart des gens, en faisant quelque chose, car je le fais « sous tension » . **Vrai** ☒ **Incertain** ☐ **Faux** ☐

Je me fais une règle de ne pas être distrait et de ne pas oublier les détails .... **Vrai** ☐ **Incertain** ☐ **Faux** ☒

Quels que soient la difficulté et le désagrément des obstacles, je persévère toujours et je m'en tiens à mes intentions du début **Oui** ☒ **Entre les deux** ☐ **Non** ☐

J'ai tendance à être excité et désorienté dans les situations difficiles . . . .. **Oui** ☐ **Entre les deux** ☐ **Non** ☒

J'ai de temps à autre des rêves très forts qui troublent mon sommeil _ .. **Oui** ☐ **Entre les deux** ☐ **Non** ☒

J'ai toujours suffisamment d'énergie lorsque je me trouve en face de difficultés. . **Oui** ☒ **Entre les deux** ☐ **Non** ☐

Je me sens parfois contraint à compter des choses sans raison valable ._..... __ **Vrai** ☐ **Incertain** ☐ **Faux** ☒

La plupart des gens ont l'esprit un peu bizarre bien qu'ils n'aiment pas l'admettre _____ **Vrai** ☐ **Incertain** ☐ **Faux** ☐

Lorsque je fais une gaffe en société je suis capable de l'oublier rapidement . **Oui** ☒ **Entre les deux** ☐ **Non** ☐

Je me sens grincheux et je ne veux voir personne :
A) occasionnellement
B) plutôt souvent **A** ☒ **Entre les deux** ☐ **B** ☐

Lorsque les choses vont mal, cela me fait presque pleurer_____ **Jamais** ☒ **Très rarement** ☐ **Parfois** ☐

Même au milieu d'un groupe de gens, je me sens parfois envahi par le sentiment de ma solitude et de mon manque de valeur_ **Oui** ☐ **Entre les deux** ☐ **Non** ☒

Je me réveille la nuit et, à cause de mes préoccupations, j'ai de la difficulté à me rendormir_____ **Souvent** ☐ **Parfois** ☐ **Jamais** ☒

Je suis généralement en pleine forme quelles que soient les difficultés que je rencontre ------- **Oui** ☒ **Entre les deux** ☐ **Non** ☐

J'éprouve parfois des sentiments de culpabilité ou de remords pour des riens **Oui** ☐ **Entre les deux** ☐ **Non** ☒

Mes nerfs sont si tendus que certains bruits, par exemple un grincement de porte, me paraissent insupportables et me font frisonner ... . **Souvent** ☐ **Parfois** ☒ **Jamais** ☐

Si quelque chose me trouble beaucoup, je retrouve habituellement mon calme très rapidement _ --... **Vrai** ☒ **Incertain** ☐ **Faux** ☐

J'ai tendance à trembler ou à transpirer lorsque je pense à une tâche difficile que je dois accomplir_ **Oui** ☐ **Entre les deux** ☐ **Non** ☒

Habituellement je m'endors rapidement, en quelques minutes, quand je me couche ... _ **Oui** ☒ **Entre les deux** ☐ **Non** ☐

Parfois je suis plongé dans un état de tension ou d'agitation lorsque je pense aux choses qui m'ont préoccupé et intéressé peu de temps auparavant .. **Vrai** ☐ **Incertain** ☐ **Faux** ☒

ARRETEZ-VOUS. VERIFIEZ QUE VOUS AVEZ BIEN REPONDU A CHAQUE QUESTION. N

3/3

181

ANNEXE XIII

APPORT NUTRITIONNEL QUOTIDIEN DE 21 JOURS

<u>Carnet de bord alimentaire classé par date</u> :

Le 7 juillet : LONDRES - CANTERBURY

<u>MATIN</u> :
- 2 tranches pain de mie
- Confiture cerise 30g
- + beurre 20g
- 1 œuf au plat
- 1 torsade de saumon fumé
- 1 yaourt à boire style Actimel
- 2 bols de thé, sans sucre
- 2 verres de jus de carottes

<u>ETAPE</u> :
- 2 bidons ACTIV G
- 2 bidons Vitagel (à la silice)
- 1 Bidon récup ACTIV G
- 2 barres et 2 gels ACTIV G

<u>A L'ARRIVEE</u> :
- 1 glace cornet au chocolat blanc.
- 1 Sandwich triangulaire style station service, au jambon fromage.
- 4 gels ACTIV G glucose
- 2 barres ACTIV G amande
- 3 Vitagel monodose MEI (produit de phytothérapie) : 15g.
- 2 bananes

<u>DINER</u> : *Mon arrivée dans l'équipe à Dunkerque.*

- 3 tranches de pain de mie épaisse
  2 verres jus de fruit multi vitaminé
- Grande assiette de salade : salade verte, carottes râpées, tomates en quartier 300g
- + 2 càs d'huile Olive + 2 càs de vinaigre balsamique
- Plat de spaghetti sauce tomate 180g + parmesan râpé (15g)
- Poulet : 2 escalopes de poulet de taille standard
- 1 yaourt banane (150g)

Nutrition du 8 juillet : DUNKERQUE - GAND

<u>Dans la nuit du 7 au 8/07</u> :

2 gels ACTIV G
1 fiole MEI (phytothérapie) au réveil

<u>Petit déjeuner à 8h30</u> :
- 4 quart : 2 tranches
- 1 verre de jus d'orange
- Yaourt nature type Danone 125g
- Céréales Chocapics : 40g
- 4 tranches de pain de mie grillé
- Beurre : 20g
- 2 petits pot de confiture : 2 x 28g (56g)
- Thé sans sucre
- 2 tranches de fromage fines, type gruyère.

<u>Pendant l'étape</u> :
- 3 sandwichs avec pain brioché : fromage + jambon
- 2 bananes
- 2 gels ATIV G
- 2 barres amande/noisette ACTIV G
- 3 fioles MEI
- 2 bidons pamplemousse ACTIV G
- 2 bidons Silice + Vitagel + sirop + eau
- 1 Bidon Récupération ACTIV G

<u>Arrivée de l'étape : à 16h30</u>
- Biscuits citron amande : 2 boîtes de 60g (soit 120g au total)
- Figues séchées : 120g

<u>DINER</u> :
- Pain : 35g
- Riz 265g + parmesan 15g
- Patates : 275g
- 2 œufs cuits : 100g
- Thon cru à l'huile : 52g
- 2 tartines de Pate à tartiner Nutella sur du pain brioché

<u>Avant de se coucher</u> :
- Biscuits citron amande : 60g

9 juillet : WAREGEM - COMPIEGNE

Au petit déjeuner :
- 1 bol de riz au lait
- 1 tranche fine de fromage
- 2 tranches de jambon
- Des œufs brouillés (environ 2 œufs)
- La moitié d'un petit pain
- 2 grosses tranches de Bacon grillé
- 1 crêpe nature
- 1 petit pain au chocolat 25g
- miel : 20g
- 1 yaourt ACTIMEL à boire
- Saumon fumé
- 5g de beurre
- 2 pains de mie grillés
- confiture de fraise : 25g

Sur l'étape :
- 4 gels ACTIV G
- 2 fioles MEI
- 2 barres ACTIV G
- 1 banane
- 1 poire
- 1 pomme
- 4 abricots secs
- 2 sandwichs au Pate à tartiner Nutella avec 60g de nutella au total
- 2 sandwichs jambon/fromage (parmesan) Idem la veille
- 1 sandwich jambon + ananas au sirop en morceaux
- 2 bidons : eau + sirop de menthe
- 2 bidons : Vitagel + silice + sirop + eau
- 3 bidons ACTIV G

A l'arrivée :
- 1 Banane séchée
- 1 bidon récup ACTIV G
- Muesli COUNTRY CRISP: 150 g
- YAOURT: 150g

Diner:
- Pates sauce tomate 300g + parmesan râpé 15g
- Salade verte + carottes râpées + quartiers de tomates: 300g au total + 20g Huile d'olive
- 30g de fromage (parmesan)
- 2 tranches de poulet taille standard
- Verres de jus multivitaminé: 140g
- 4 biscuits sablés 18,75g par gâteau: 75g

- Pain : 155g
- Pate à tartiner Nutella : 32g

10 juillet : VILLERS COTTERETS – JOIGNY

PETIT DEJEUNER :
- pain : 185 g
- beurre : 20g
- 4 tranches de Bacon
- 1 tranche de fromage de BRIE
- 1 petite chocolatine 25g + un petit croissant 25g
- Des œufs brouillés (2)
- Yaourt au lait entier : 135g
- Pate à tartiner Nutella : 20g
- Céréales Kellogs SMACKS : 35g
- Miel : 40g
- 1 compote de pomme allégée 100g : 67 kcal/100g
- Thé sans sucre : 1 tasse

ETAPE :
- 2 Sandwichs jambon
- ½ banane
- 3 bananes séchées
- 1 fiole MEI
- 1 gel ACTIV G
- 3 bidons : eau + sirop de menthe
- 2 bidons ACTIV G
- 2 bidons : Vitagel + silice + eau + sirop
- 7 abricots secs
- 2 sandwichs Pate à tartiner Nutella soit 60g de pain et 60g de Pate à tartiner Nutella en moyenne

A l'arrivée + après le dîner:
- 1 sandwich au thon 30g de pain et 40g de thon
- 1 bidon RECUP Activ G
- Yaourt gros volume : 500 g
- Muesli : 140 g
- 20 Biscuits sablés : total 250g

DINER :
- Soupe : 370 g + 15g de parmesan râpé
- Pain : 90g
- Omelette en tarte : 100g
- Purée : 317g
- 1 saucisse (saucisse toulousaine)
- 1 pomme

11 juillet : CHABLIS - AUTUN

PETIT DEJEUNER :
- 1 croissant de taille normal (taille de boulangerie)
- 1 yaourt aux fruits Nova de 125 g
- 1 œuf
- 1 tranche de fromage de Brie
- Confiture : 50g
- Miel : 20g
- Pain : 125g
- Compote de pomme : 100g
- Beurre : 20g
- 2 tasses de thé sans sucre.

ETAPE :
- 2 sandwichs aux thons (60g de pain + 80g de thon à l'huile)
- 2 sandwichs au miel + confiture orange (60g de pain)
- 1 sandwich au jambon cuit (30g de pain)
- 2 bananes.
- 2 Biscuits sablés noix de pécan 18,75g / gâteau: 37,5g
- 2 bidons : eau + sirop de menthe (5 càs par bidon à peu près)
- 2 bidons ACTIV G (2 doses à chaque bidon)
- 2 bidon MEI (sirop de myrtille, silice et Vitagel)
- 6 abricots secs
- 1 sandwich au Pate à tartiner Nutella : 30g de pain environ et 30g de Pate à tartiner Nutella
- 1 bidon récup ACTIV G

A l'arrivée et au dîner : pour plusieurs raisons nous avons dus manger au restaurant
- Bouchées au fromage : 3 de 20g chacune (total 60g)
- Plat de pâtes + fromage râpé
- Plat principal : Poularde de Bresse avec 1 Chou farci, 2 cuisses de poulet, aubergines gratinées, 1 friand
- 1 Moelleux au chocolat avec chocolat fondant à l'intérieur
- 100g de pain.
- Gâteaux secs en tuile (spécialités locales) : 50g environ.

12 juillet : SEMUR EN AUXOIS – BOURG EN BRESSE

Petit déjeuner :
- 2 petits pains au chocolat (60 g)
- Mousse de jambon : 40g
- Confiture aux fruits rouges 30g
- Yaourt au lait entier : 125g

- Miel : 45g
- 1 petit croissant (30g)
- Pain : 180g
- Beurre : 10g
- 1 tranche de fromage type CONTE (25g)
- Fromage de chèvre bien crémeux : 45g
- 1 œuf
- 1 tasse de thé

Etape :
- 3 sandwichs : 100g de pain au total avec 1 au poulet (45g), 1 au thon (80g) + fromage blanc (25g) et 1 au jambon (80g).
- 1 banane
- 2 sandwichs en plus, total : pain 60g + jambon 60g + fromage de chèvre 40g
- 1 Banane
- 1 sandwich Pate à tartiner Nutella : 30g de PATE À TARTINER NUTELLA et 20g de pain
- 8 abricots secs + 3 tranches d'ananas.
- 2 gels ACTIV G
- 2 Barres ACTIV G
- 2 fioles MEI
- 2 Bidons MEI (1 càs myrtille, 1 càs Vitagel, 1 càs Silice)
- 2 Bidons avec 2 doses ACTIV G dans chaque.
- 2 Bidons sirop de menthe (5 càs / bidon)

A l'arrivée :
- 1 bidon récup ACTIV G (toujours en fin d'étape)
- 1 yaourt aux fruits125g
- 60 g de muesli
- 2 biscuits noix de pécan

AU DINER : *ce soir c'est moins fiable car j'étais absent.*
- Pâtes au pistou et parmesan râpé
- 2 médaillons de truites saumonées de taille standard.
- Assiette de salade habituelle (salade verte, carottes râpées, quartiers de tomates (même quantité que d'habitude), soit environ 300g au total et 2 càs d'huile d'olive + vinaigre
- 1 verre de coca normal
- 180g de pain environ
- 40g de Pate à tartiner Nutella environ

13 juillet : BOURG EN BRESSE – LE GRAND-BORNAND

Petit déjeuner :
- Fromage blanc 120g avec 30g de céréales chocolatées
- 1 petite chocolatine : 25g
- Pate à tartiner Nutella : 40g
- Pain : 110g
- Compote de pomme : 100g
- Gâteau 4 quart : 65g
- Miel : 25g
- 2 œufs (sans le jaune d'œuf)
- Beurre : 8g
- 8 abricots secs
- Camembert : 30g
- Une tasse de thé sans sucre

Pendant l'étape :
- 1 barre énergétique ACTIV G (30g) + 1 gel glucose ACTIV G (25g)
- 1 Banane
- Pain : 150g
- 4 tranches de Bresaola (32g) avec 1 tranche de fromage Cheddar : 25g
- Thon à l'huile: 80g
- 2 tranches de jambon : 160g
- Ananas au sirop : 20g
- Pate à tartiner Nutella : 20g
- 4 bidons d'eau + silice
- 2 bidons d'eau + sirop de menthe : 80g
- 3 bidons énergétiques ACTIV G (180g)
- 2 Mangues séchées + 6 Abricots secs + 2 tranches d'ananas séchés
  - ➢ **A l'arrivée de l'étape :**
- 1 banane et 2 tranches d'ananas séchés
- 1 bidon de récupération ACTIV G (32g)
- Compote de pomme : 90g
- 150g de Müesli avec 150g de Yaourt blanc nature
  - ➢ **Au dîner :**
- Pâtes alimentaires : 430g avec 150g de Sauce tomate et 15g de parmesan râpé
- Huile d'olive : 40g, huile de tournesol : 7g, vinaigre : 10g
- Omelette nature de 2 ½ œufs
- Pain: 240g
- Salade verte: 170g
- Poulet : 110g
- Fromage de chèvre : 93g

- Poires au sirop : 148g
- Pate à tartiner Nutella : 40g
  - ➢ **Avant de se coucher :**
- Compote de pomme : 100g

14 juillet : LE GRAND-BORNAND - TIGNES

Au petit déjeuner :
- 3 tranches de jambon cuit
- 2 tranches de fromage
- Pain complet : 145g
- Beurre : 30g
- Miel : 27g
- Chocapics : 41g
- Yaourt lait entier 3,5% matière grasse : 150g
- Confiture de fraise : 30g
- Croissant : 65g
- 1 œuf dur

Etape :
- 1 sandwich au thon : 80g de thon + 20g de pain
- 1 sandwich : 3 coppa + 50 g de jambon + 20g de pain
- 1 sandwich : 60g de fromage blanc 40% + 4 tranches de bacon (32g) + 25g de pain
- 2 sandwichs à Pate à tartiner Nutella : total : 80g de pain et 80g de Pate à tartiner Nutella
- 1 sandwich au jambon : 30g pain + 60g de jambon
- 2 compotes de pomme liquide à boire
- Abricots secs : 10
- 5 Bidons ACTIV G
- 4 Bidons MEI (silice + vitagel + sirop)
- 5 Bidons eau + sirop de menthe
- 1 bidon d'eau avec 1 dose Vitagel MEI
- 2 barres ACTIV G
- 1 fiole MEI
- 1 gel glucose ACTIV G

A l'arrivée :
- 1 banane
- 1 bidon de récup ACTIV G
- 1 compote pomme liquide à boire 90g
- 1 sandwich fromage : 37g de pain et 54g de fromage

Au dîner :
- Spaghetti : 520g + 16g de parmesan râpé et 3 càs d'huile d'olive
- Pain : 85g
- Flageolets : 153g
- Petits poids + mozarella mélangé en petite quantité : 150g
- Filet de bœuf : 100g
- Fromage de chèvre : 38g
- Tarte à la confiture de citron, pur beurre et aux œufs frais : 77g

15 juillet : 1ère JOURNÉE DE REPOS

Petit déjeuner :
- croissant : 50g
- Muesli avec un peu de lait pour mélanger dans un bol standard : total : 197g
- 1 pain grillé: 22g
- Confiture de Myrtille : 60g
- Beurre : 20g
- Miel : 20g
- Thé : 1 bol
- ½ verre de jus d'orange
- Pain : 116g

Entraînement sur Home traîner 45 min à 12h45.

Dans la matinée :
- 7 gâteaux sablés noix de pécan (18,75g / gâteau) : total 131,25g

Repas : *Dans une crêperie*
- **2 crêpes** identiques de 250g chacune : ingrédients pour une crêpe: 1 œuf, 1 tranche de jambon (80g environ), 50g de fromage, pâte à crêpe (lait + farine brune + farine blanche + 3 œufs pour 1 litre de lait, sachant que avec un litre de lait on peut faire 18 crêpes environ).
- Pain : 156g au total
- Dessert : 1 crêpe avec crème de marron (1 grosse cuillère à soupe de crème de marron)

Dans l'après midi :
- 1 compote de pomme liquide à boire

DINER :
- Riz au safran + oignons: 433g
- Pain : 96g
- Fromage de chèvre : 60g

- Haricots verts cuits assaisonnés à l'huile d'Olive et à la sauce tomate: 150g
- Poulet : 130g
- Fromage blanc allégé: 217g
- Cake aux fruits : 4 tranches de 17g soit : 68g
- Sucre blanc : 10g
- Cookies : 5 gâteaux soit 83g

16 Juillet : VAL D'ISÈRE – BRIANCON

Au petit déjeuner : *Pas trop d'appétit ce matin*
- Muesli avec un peu de lait pour mélanger dans un bol standard : 190g
- pains grillés suédois: 78g
- croissant 46g
- Confiture de Myrtille : 60g
- Beurre : 17g
- Miel : 40g
- Thé : 1 bol
- Pas de pain

Etape :
- 2 barres ACTIV G
- 2 fioles MEI Vitagel
- 1 banane
- 1 sandwich Bresaola : 24g de pain et 32g de bresaola (charcuterie italienne)
- 2 bidons : eau et sirop de menthe
- 2 bidons : eau + sirop + Vitagel + Silice
- 2 bidons ACTIV G
- Abricots secs : 4
- Poires séchées : 3 tranches
- Pommes séchées : 2 tranches
- 2 gels ACTIV G

A l'arrivée :
- 1 bidon récup ACTIV G
- 2 compotes de pomme liquide à boire: 90g x 2 = 180g
- 4 abricots secs
- Yaourt blanc nature 125g
- Gâteaux noix de pécan: 6
- 6 gâteaux secs au beurre (petits beurres)
- 1 sandwich au thon : 70g de thon et 23g de pain

Au diner : *repas au restaurant de l'hôtel*
- Hors d'œuvre : grande assiette avec multiples légumes:
* carottes rapées
* pates tagliatelles
* Riz
* Soja
* tomates
* courgettes rapées
* ¼ d'œuf
* quelques champignons au milieu de l'assiette
* 2 tranches de melon
* vinaigrette
    - Pain : 300g + Beurre : 10g
    - Pâtes (Penne) + 1 grosse tranche de jambon blanc, et du fromage râpé : 272g
    - Pâtes en + (2ème fournée): 233g
    - Dessert: 1 fraisier : 66g

17 Juillet : TALLARD - MARSEILLE

Au lever :
1 fiole Vitagel MEI

Au petit déjeuner :
    - compote pomme / ananas : 200g
    - 2 chocolatines : 140g
    - 4 quart fait maison : 80g
    - 2 tranches de jambon de pays
    - Pain : 124g
    - Beurre : 10g
    - 2 verres de jus d'orange
    - CHOCAPICS : 40g
    - 2 tranches de fromage Emmental : 32g

Pendant l'étape :
    - 2 sandwichs jambon blanc : 126g + 36g
    - 1 sandwich au poulet : 37g de poulet et 18g de pain
    - 1 sandwich au Pate à tartiner Nutella : 30g de Pate à tartiner Nutella + 18g de pain.
    - 9 bidons de 500ml avec eau + sirop d'orange
    - 2 bidons avec Vitagel, silice, et sirop d'orange
    - 1 bidon Vitagel + sirop d'orange (sans silice)
    - 20 g de noix de cajou salées
    - 13 abricots secs

- 5 tranches de pommes séchées
- 1 compote de pomme liquide à boire : 90g
- 1 sandwich: 40g de pain + 25g de fromage blanc à 40% + 25g de jambon blanc : 90g
- 2 barres ACTIV G
- 4 gels ACTIV G

A l'arrivée :
- 50g de noix de cajou salées.

DINER :
- Pâtes torsadées avec sauce tomate + 1 càs d'huile d'Olive: 475g
- 15g de parmesan râpé
- 90g de pain
- Viande blanche : de la dinde : 130g
- 2 verres de jus de fruits multi vitaminés
- 200g de patates au beurre
- Yaourt aux fruits 125g
- Cake aux fruits : 72g

Le soir, après le repas :
- Cookies : 8 biscuits.

18 Juillet : MARSEILLE – MONTPELLIER

Petit déjeuner :
- Salade de fruits: 112g
- Fromage de chèvre aux herbes: 44g
- Yaourt Danone lait ½ écrémé 100g
- 40 g de céréales Kellogs Frosties
- Œufs brouillés
- Chocolatine 28g
- Chouquette 37g
- Coque 44g
- Beurre 10g
- Pain grillés 74g
- Miel : 30g
- Confiture de fruits rouges : 30g
- Pain : 53g

Etape :
- Bidons Myrtille + Silice + Vitagel : 5
- Bidons Eau + sirop de menthe : 6
- Bidon d'eau pure : 1

- 2 abricots secs
- 1 banane
- 1 moitié d'une pomme
- Noix de cajou : 20g
- 1 sandwich : 25g de pain + 30g de poulet + 16g de fromage blanc 9,5%
- 1 sandwich : 25g de pain + 25g de jambon blanc + 10g de parmesan
- 1 sandwich : 25g de pain + 20g de fromage blanc 9,5% + 21g de thon
- 1 gel ACTIV G
- 1 Barre ACTIV G
- 60g de fruits apéritifs salé/sucré

A l'arrivée :
- 1 bidon récup ACTIV G
- 4 gâteaux cookies
- 3 gâteaux noix de pécan
- 1 compote de pomme liquide à boire 90g
- 1 pomme
- 2 yaourts aux fruits de 125g, soit 250g

DINER :
- pain : 220g
- Spaghetti carbonara : 584g
- 20g d'huile d'Olive
- Carottes rapées : 126g + vinaigre balsamique
- Entrecôte: 90g
- Salade verte : 41g
- Cake aux fruits : 69g
- Yaourt aux fruits : 125g

19 Juillet : MONTPELLIER – CASTRES

Petit déjeuner :
- petit pain aux raisins : 29g
- 1 petite chocolatine : 32g
- 2 petits croissants : 52g
- Camembert : 32g
- Saumon fumé : 3 tranches
- Œufs brouillés
- Yaourt nature au lait entier : 135g
- Pain : 93g
- Salade de fruits frais (morceaux d'orange, pamplemousse, kiwi) : 162g

- Confiture aux fruits rouges : 28g
- Miel : 30g
- Pain grillé : 71g
- Beurre : 25g

Pendant l'étape :
- 1 sandwich : 38g de pain + 18g de saumon fumé + 19g de fromage de chèvre
- 4 Bidons d'eau + sirop
- 3 Bidons eau + Vitagel + Silice + sirop
- 1,5 bidon eau + sirop + Vitagel
- 1 barre ACTIV G
- 1 gel ACTIV G
- 1 fiole MEI
- Sandwichs: pain 50g + tranche de poulet 60g + 29 g de fromage de chèvre à 6%
- Sandwich : 25g de pain + 22g de jambon blanc + 1 tranche de CHEDDAR de 20g
- 1 poire (fruit frais)
- 3 morceaux d'ananas séché
- Cacahuètes : 40g

Arrivée :
- 1 bidon récup ACTIV G
- 1 banane
- 3 gâteaux de noix de pécan

DINER :
- Pain : 240g
- ¼ de verre de vin
- Pâtes Farfalles + moules : 502g
- Courgettes : 285g
- Entrecôte : 27g seulement.
- 100g de chèvre à 6% de mat. Grasse.
- Miel : 20g
- Cake aux fruits : 72g

20 JUILLET : Contre-la-montre à ALBI

Petit déjeuner :
- croissant : 20g
- céréales frosties : 25g
- yaourt nature : 100g
- œufs brouillés : 145g

- saucisse type chipolata : 40g
- beurre 24g
- confiture fruits rouges : 28g
- miel : 44g
- 1 verre de jus de pomme
- Chocolatine : 22g
- Pain : 100g
- Compote pêche framboise sucrée : 65g
- 1 pain aux raisins : 30g
- 1 thé sans sucre

Etape de contre-la-montre :
- ½ bidon eau + sirop d'orange

Arrivée :
- 1 sandwich : saucisse 20g + pain 53g + 1 tranche de CHEDDAR de 10g
- 4 abricots secs
- 1 bidon récup ACTIV G
- 1 poignée de cacahuètes : environ 20g
- 7 gâteaux de noix pécan
- 100 g de chèvre (fromage + petit lait) à 6% Mat grasse.
- 1 yaourt aux fruits de 125g
- Muesli 60g
- 2 verres de jus multivitaminé.
- 3 poignées de noix de cajou salées : environ 60g
- 2 sandwichs : 100g de pain et 100g de sopressa vénitienne (saucisson pur porc à l'ail)

DINER :
- Pâtes : 454g
- Sauce tomate bio : 173g
- 15g de Parmesan râpé sur les pâtes + 1 càs d'huile d'olive
- Pain blanc : 111g
- Brochette de viande blanche : 195g
- Carottes râpées : 63g + 1 càs d'huile d'olive
- Gruyère : 40g
- ¼ de verre de vin
- Salade verte : 54g
- 3 petits suisses nature à 9% : 155g
- Miel : 22g
- Cake aux fruits : 71g

21 Juillet : MAZAMET – PLATEAU DE BEILLE

Petit déjeuner :
- Céréales Kellogs Frosties : 25g
- Yaourt nature 100g
- Miel : 28g
- 2 Compotes (80% de fruits) 65g x 2 : soit 130g
- Pain : 128g
- 3 petites chocolatines : au total 66g
- Beurre : 20g
- Confiture : 53g

Pendant l'étape :
- 1 sandwich poulet : 15g de pain et 30g de blanc de poulet
- 1 sandwich poulet : 15g de pain et 37g de blanc de poulet
- 1 sandwich jambon blanc : 15g de pain + 32g de jambon
- 1 sandwich jambon blanc : 15g de pain + 29g de jambon
- 1 sandwich jambon de pays : 15g de pain + 10g de fromage + 20g de jambon de pays
- 2 sandwichs : 61g de pain + 70g de Sopressa vénitienne
- 1 sandwich Pate à tartiner Nutella : 45g de pain + 51g de Pate à tartiner Nutella
- 1 bidon Vitagel + silice + sirop + eau
- 3 bidons eau + sirop
- 1 bidon de thé chaud + 25g de miel
- 9 abricots secs
- 1 banane
- 3 morceaux d'ananas séchés
- 2 fioles MEI Vitagel
- 1 barre ACTIV G
- 4 poignées de noix de cajou salées : 80g

Arrivée :
- 3 gâteaux noix de pécan
- 2 petits suisses, fromage blanc 9% + 20g de miel
- Pas de bidon récup ACTIV G

DINER :
- Soupe au légumes lyophilisées MEI : 475g + 1 càs d'huile d'Olive
- 4 biscottes : 35g
- Spaghetti sauce Pistou : 455g + 15g parmesan râpé
- Tortilla / omelette (avec œufs, pain, et reste de saucisse) : 1,5 œuf, 96g au total.

- Purée de pomme de terre: 213g
- Dessert : tourtière au pomme et cassis: 76g
- Biscuits secs 4,6% de matière grasse, et 72% de céréales : 45g
- Pas de pain ce soir, remplacé par biscottes.

22 Juillet : FOIX – LOUDENVIELLE

PETIT DEJEUNER :
- Fromage blanc 135g + chocapics 45g
- Petites chocolatines : 45g
- Croissant : 22g
- Pain d'épice : 43g
- 4 quart : 44g
- Pain : 49g
- Beurre : 10g
- Sucre banc : 5g
- Miel : 20g
- Confiture fruits rouges : 35g
- Compote de pomme : 77g

N'a pas assez mangé ce matin, car il n'y avait pas ce qu'il lui fallait au buffet. A encore un peu faim.

ETAPE :
- 1 sandwich salami 70g: 4 tranches de salami (40g) + pain 30g
- 1 sandwich Mortadelle : 2 tranches de mortadelle soit 28g + 42g de pain
- 1 sandwich : 42 g de pain + 20g de fromage CHEDDAR + 20g de jambon blanc
- 1 sandwich : 40g de pain et 33g de jambon blanc
- 1 sandwich au Pate à tartiner Nutella : 30g de Pate à tartiner Nutella et 20g de pain.
- 1 sandwich : jambon blanc 20g + fromage de gruyère 10g + 36g de pain.
- Noix de cajou salées : 110g
- ½ banane
- 12 morceaux de pommes séchées
- 6 bidons : eau + sirop
- 2 Bidons : Silice + sirop + Vitagel
- 1 Barre ACTIV G
- 2 fioles Vitagel MEI

Arrivée :
- ½ banane
- 2 petits suisses nature + 25g de miel

- 15 cl de bière blonde
- 1 sandwich au thon : 40g de pain et 34g de thon.
- 1 sandwich sopressa vénitienne (saucisson pur porc à l'ail) 39g + pain 35g
- 1 sandwich au fromage 23g + pain 35g

DINER:
- pain: 83g
- Pâtes Garganelli BARILLA 380g avec 93g de sauce tomate bio
- ¼ de verre de vin
- Salade verte : 130g + 2 càs d'huile d'olive.
- 2 steaks hachés : 210g
- 2 verres de jus multivitaminé
- 2 Tranches de fromage CHEDDAR : 40g
- Biscuits secs 4,6% de matière grasse, et 72% de céréales : 60g
- Yaourt aux fruits DANONE : 217g

23 Juillet : 2ème JOURNÉE DE REPOS A PAU

Petit déjeuner :
- Céréales Kellogs natures : 30g
- 3 compotes de pomme nature = 300g
- Camembert : 64g
- Chocolatine : 58g
- 1 croissant 25g
- Pain : 192g
- Miel : 60g
- Fromage blanc ½ écrémé 100g
- 4 quart : 55g
- Beurre : 20g
- Œufs brouillés : 2 oeufs
- 3 verres de jus d'orange
- Confiture de myrtille : 30g
- Sucre : 5g
  1 compote de pomme liquide à boire : 90g

REPAS : *dans un restaurant de Pau.*
- Steak haché environ 180g.
- Frites maison accompagnant le steak : 1 portion, avec du Ketchup.
- Salade verte : 60g + sauce vinaigrette.
- 1 coca cola 33cl.
- Pain : 60g.
- 1 dessert : crème brûlée (taille standard).

Dans l'après midi :
Pas d'entraînement cet après midi, le sujet n'a fait aucune activité physique.

- 1 gâteau basque acheté en boulangerie.

Au Dîner :
- Pain : 193g
- ¼ de verre de vin
- Gnocchi 340g
- Sauce tomate bio : 90g
- Patates cuites à l'huile d'Olive : 165g
- Viandes de brochettes : 200g
- 200 g de chèvre (fromage + petit lait) à 6% de Mat grasse
- Miel : 40g
- Biscuits secs 4,6% de matière grasse, et 72% de céréales : 45g

24 Juillet : ORTHEZ – COL D'AUBISQUE

Petit déjeuner :
- 2 compotes de pomme nature: 200g
- Pain : 92g
- Chocolatine : 29g
- Croissant : 29g
- Beurre : 10g
- Camembert : 32g
- Miel : 30g
- Œufs brouillées : 2 œufs
- Yaourt nature ½ écrémé : 100g
- Céréales Kellogs nature: 30g
- Sucre roux : 5g
- Confiture myrtille : 10g

Etape :
- Bidons Vitagel + Silice + sirop + eau : 2
- 1 Bidon eau + 1 fiole MEI
- Bidons eau + sirop : 4
- 2 barres ACTIV G
- 2 fioles MEI
- 1 sandwich : pain 31g + jambon blanc 36g
- 1 sandwich: pain 26g + salami 40g
- 1 sandwich: pain 24g + jambon 23g + petit Suisse 22g
- 1 Banane
- Cacahuètes: 150g.

- 3 morceaux d'ananas séchés
- 3 bananes séchées
- Sandwich: pain 35g + 3 tranches de Mortadelle: 42g
- Sandwich: pain 31g + 1 tranche de blanc de poulet 38g

Arrivée :
- 1 glace cône à la vanille.

Dîner :
- jus de pomme / orange bio sans sucre ajouté : 5 verres
- pain : 118g
- fromage de gruyère : 59g
- pâtes Macaroni : 454g
- sauce bolognaise : 130g
- 10g de parmesan râpé
- Epinards : 177g
- Steak de bœuf : 157g
- Flageolets : 30g
- Dessert : gâteau pâtissier : 100g

25 Juillet : PAU – CASTELSARASIN

Petit déjeuner :
- croissants : 60g
- chocolatine : 30g
- beurre : 20g
- camembert : 64g
- 2 compotes de pomme: 200g
- Miel : 60g
- Confiture fruits rouges : 30g
- Yaourt lait ½ écrémé 3,3% mat. Grasse : 100g
- Pain : 134g
- 4 quart : 35g
- Œufs brouillées : 2 œufs
- Sucre : 5g
- Céréales Kellogs nature : 35g

Etape :
- 45g de pain + 1 petit fromage Babybel + 15g de miel
- 1 compote de pomme à boire : 90g
- 8 abricots secs
- 1 banane
- 60g de cacahuètes
- 2 bidons : silice + sirop + vitagel

- 5 bidons : eau + sirop
- 85g de pain + 1 tranche de 40g de blanc de poulet + 30g de Salami + 42g de Mortadelle aux pistaches.

Arrivée :
- 1 yaourt aux fruits 125g
- 1 bidon récup ACTIV G

Repas :
- pain : 182g
- Risotto aux fruits de mer : 670g
- ¼ de verre de vin
- Parmesan : 50g
- Tomates : 100g
- Salade verte : 40g + 1 càs d'huile d'Olive
- Fromage Emmental : 56g
- Steak haché (20% MG) : 123g
- Biscuits petits beurres : 69g
- Miel : 20g
- 2 petits suisses 40% MG: 120g

26 Juillet : CAHORS – ANGOULEME

Petit déjeuner :
- Céréales Kellogs nature : 46g
- Pain : 155g
- Chocolatines : 45g
- Pain aux raisins : 29g
- 1 croissant : 23g
- Beurre : 20g
- Miel : 40g
- Yaourt nature 125g
- Yaourt aux fruits 125g
- 1 fromage BABYBEL
- Gelée de groseille : 60g

Etape :
- Pain : 116g
- Charcuterie : 4 tranches de Rosette : 29g
- 1 tranche de jambon blanc : 40g
- 2 tranches de coppa
- 1 tranche de fromage CHEDDAR : 20g
- 2 fioles MEI
- Noix de cajou salées : 40g

- 1 banane
- 8 abricots secs
- 10 tranches de pommes séchées
- 3 bidons : eau + Vitagel
- 6 bidons : eau + sirop

A l'arrivée :
- 1 bidon récup ACTIV G
- 1 compote de pomme liquide à boire : 90g
- Gâteaux Bastogne: 6 biscuits soit 71g
- 1 yaourt aux fruits 125g

DINER :
- pâtes (pipe rigate) : 462g avec 100g de sauce tomate
- Pain : 110g
- Environ 30 olives vertes : 60g
- Parmesan : 54g
- Courgettes : 197g
- Steak de bœuf : 55g
- Steak haché : 54g
- Dessert : croustade aux noix : 47g (beurre 28%)
- 1 compote de pomme à boire : 90g
- 2 yaourts aux fruits de 125 g : 250 g
- Gâteaux Bastogne : 4 biscuits soit 47g (11,8g / biscuit)

Pendant le massage du soir par le kiné :
- 4 Bastogne : 47g et 1 compote de pomme à boire : 90g

27 Juillet : Contre-la-montre COGNAC – ANGOULEME

Petit déjeuner :
- céréales kellogs nature : 45g
- 1 yaourt nature 15% MG : 125g
- Pain : 187g
- 1 compote de pomme nature 82% de fruits : 100g
- Gelée de groseille : 35g
- Miel : 15g
- Beurre demi sel : 20g
- Sucre blanc : 8g
- Chocolatine : 85g

Après le contre-la-montre : *repas vers 13h*
Prise de 4 compotes de pomme liquide à boire juste après l'arrivée : total 360g

- Tagliatelles au saumon: 449g Pain : 82g
- 2 verres de jus de pomme bio
- Salade verte + tomates : 165g
- 1 càs d'huile d'olive
- Emmental : 56g
- Biscuits Bastogne: 59g.

Dans l'après midi :
- 1 glace cornet vanille/chocolat
- 4 Biscuits Bastogne
- 1 yaourt aux fruits de 125g
- 2 sandwichs triangulaires
- 1 trentaine de Bretzels salés
- 1 pinacolada sans alcool

Repas du soir : *restaurant à Paris, dernier soir avant la dernière étape.*
- pain : 40g
- ½ verre de vin
- Frites avec le steak, + 1 assiette et demi de frites
- Sauce roquefort dans un pot: 2 fois
- Sauce béarnaise dans un pot
- Steak haché 200g
- 1 Œuf

28 Juillet : MARCOUSSIS – PARIS
DERNIERE ETAPE

Petit déjeuner :
- Brownie au chocolat : 52g
- La moitié d'une chocolatine : 14g
- 2 Yaourts aux fruits : 250g
- Pain brioché : 41g
- Pain : 83g
- 4 quart : 23g
- Beurre : 7g
- Céréales kellogs nature : 22g
- Œufs brouillés : 3 œufs
- 1 verre de jus d'orange
- 2 tranches de Bacon
- Pate à tartiner Nutella : 20g
- Miel : 30g
- Sucre : 10g
- Fromage type COMTE : 42g

Etape et après:
- Pain : 67g
- 2 tranches de jambon blanc : 60g
- Fromage COMTE : 35g
- Pain : 35g
- Tranches de blanc de poulet : 30g
- 2 Bidons : eau + sirop
- 2 gâteaux sablés bretons (30% de beurre) : total 30g
- 1 pinacolada avec rhum
- 4 accras de morue

Diner : *fin du Tour, au restaurant comme hier.*
- pavé de bœuf : 180g
- sauce roquefort : 2 doses
- 3 pains : 130g
- Chips
- ½ verre de vin
- 3 assiettes de frites
- 1 dessert : une maronière : crème de marron, riz au lait, sauce chocolat en nappage
- 1 petit chocolat (54% de cacao) accompagnant le café
- 1 café

ANNEXE XIV
FORMULE DE CALCUL DE PUISSANCE EN CYCLISME

Puissance mécanique = P.air + P.roulement + P.gravité

- **P.air:** Puissance utilisée pour déplacer l'air = $0,5.\rho.SCx.V3$
- **P.roulement :** Puissance utilisée pour lutter contre la résistance de roulement au niveau des pneumatiques = $m.g.Cr.V$
- **P.gravité :** Puissance utilisée pour monter la masse sur le dénivelé = $m.g.sin\alpha.V$

AU TOTAL :

Puissance mécanique = $0,5.\rho.SCx.V3 + m.g.Cr.V + m.g.sin\alpha.V$

Voici la valeur des différents paramètres de la formule et leurs facteurs correctifs :

Valeur de la masse volumique de l'air en kg par m3 (ρ) en fonction de l'altitude :
1.225 à 0 m
1.167 à 500 m
1.111 à 1000 m
1.0057 à 1500 m
1.007 à 2000 m
0.957 à 2500 m

Valeur typique de l'aire Frontale S en m² :
0,5 pour taille supérieure à 1,90 et poids de 85 kg
0,475 pour taille entre 1,85 et 1,90 et poids de 80 kg
0,45 pour taille entre 1,80 et 1,85 et poids de 75 kg
0,425 pour taille entre 1,75 et 1,80 et poids de 70 kg
0,4 pour taille entre 1,70 et 1,75 et poids de 65 kg
0,375 pour taille entre 1,65 et 1,70 et poids de 60 kg
0,35 pour taille entre 1,60 et 1,65 et poids de 55 kg

+/- Facteur de correction corporelle :
+ 0,025 si 5 kg en plus par rapport au poids indiqué
- 0,025 si 5 kg en moins par rapport au poids indiqué

+/- Facteur de correction position bicyclette :
+ 0,05 si position très haute sur le vélo
+ 0,025 si position haute sur le vélo
- 0,025 si position basse sur le vélo
- 0,05 si position très basse sur le vélo

Valeurs typiques du coefficient aérodynamique Cx :
 0,800 pour un cycliste moyen.
+/- Facteurs qui influencent le coefficient aérodynamique :
-0,05 en cas de roues aérodynamiques (bâton ou lenticulaire)
-0,05 si utilisation d'un prolongateur type « Spinaci » ou assimilé
-0,012 si utilisation d'équipement aérodynamique (casque)
+0,012 si utilisation d'équipement large ou de vêtement qui flotte au vent
-0,012 si utilisation d'un vélo avec profil aérodynamique
+0,037 si position très haute et large sur le vélo
+0,025 si position très haute sur le vélo
+0,012 si position haute sur le vélo
-0,012 si position basse sur le vélo
-0,025 si position très basse sur le vélo

Valeurs typiques de coefficient de roulement Cr :
0,001 sur vélodrome
0,002 sur ciment
0,003 sur asphalte très lisse
0,004 sur asphalte rugueux
0,005 sur asphalte médiocre
0,006 sur asphalte route en très mauvais état

Sinα = angle de la pente

ANNEXE XV
VITESSE MOYENNE DES 94 TOURS DE FRANCE :
Par ordre décroissant :

ANNEE	VITESSE MOYENNE (en km/h)	ANNEE	VITESSE MOYENNE (en km/h)
2005	41.657	1984	35.882
1998	41.473	1970	35.589
2003	40.956	1972	35.514
2006	40.782	1959	35.474
2004	40.563	1964	35.419
1999	40.311	1977	35.419
2001	40.028	1969	35.409
2002	39.927	1974	35.241
2000	39.566	1980	35.144
1992	39.504	1975	34.906
1996	39.226	1967	34.756
2007	39.226	1953	34.593
1997	39.22	1976	34.518
1995	39.191	1955	34.446
1981	38.96	1957	34.25
1988	38.903	1968	33.556
1991	38.743	1948	33.442
1993	38.706	1973	33.407
1990	38.623	1954	33.229
1994	38.381	1951	32.949
1982	38.059	1950	32.778
1989	37.481	1952	32.233
1962	37.317	1949	32.121
1971	37.296	1939	31.986
1960	37.21	1937	31.768
1963	37.092	1938	31.565
1986	37.02	1947	31.412
1958	36.919	1936	31.108
1966	36.76	1935	30.65
1987	36.644	1934	30.36
1979	36.513	1933	29.818
1956	36.268	1910	29.099
1985	36.232	1932	29.047
1983	36.23	1908	28.74
1978	36.084	1931	28.735
1961	36.033	1909	28.658
1965	35.886	1907	28.47

SUITE ANNEXE XV

1928	28.4
1929	28.319
1930	28
1912	27.763
1911	27.322
1927	27.244
1905	27.107
1914	26.835
1913	26.715
1903	25.678
1904	25.265
1925	24.82
1921	24.724
1906	24.463
1926	24.273
1923	24.233
1922	24.196
1920	24.072
1919	24.056
1924	23.971

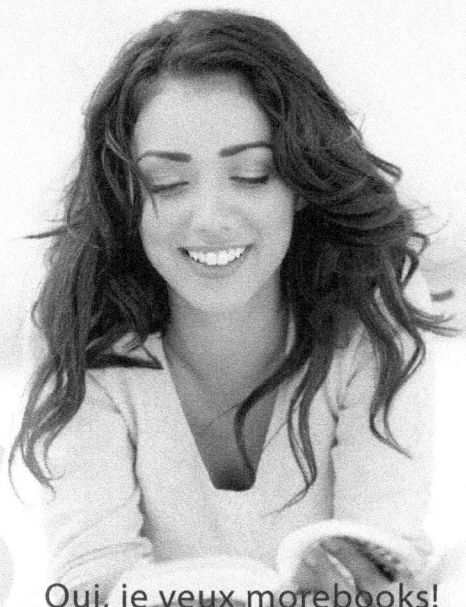